老年常见运动功能量表
评定规范解析

臧大维 ◎ 主审

张玉梅　贾 杰 ◎ 主编

U0227462

科学技术文献出版社
SCIENTIFIC AND TECHNICAL DOCUMENTATION PRESS
·北京·

图书在版编目（CIP）数据

老年常见运动功能量表评定规范解析 / 张玉梅，贾杰主编. —北京：科学技术文献出版社，2022.9

ISBN 978-7-5189-9532-5

Ⅰ.①老… Ⅱ.①张… ②贾… Ⅲ.①老年人—运动功能—评定量表—研究 Ⅳ.① R592.09

中国版本图书馆 CIP 数据核字（2022）第 160108 号

老年常见运动功能量表评定规范解析

策划编辑: 帅莎莎　　责任编辑: 帅莎莎　　责任校对: 王瑞瑞　　责任出版: 张志平

出 版 者	科学技术文献出版社	
地　　　址	北京市复兴路15号　　邮编　100038	
编 务 部	(010) 58882938，58882087（传真）	
发 行 部	(010) 58882868，58882870（传真）	
邮 购 部	(010) 58882873	
官方网址	www.stdp.com.cn	
发 行 者	科学技术文献出版社发行　全国各地新华书店经销	
印 刷 者	北京虎彩文化传播有限公司	
版 次	2022 年 9 月第 1 版　2022 年 9 月第 1 次印刷	
开 本	710×1000　1/16	
字 数	107千	
印 张	9.5	
书 号	ISBN 978-7-5189-9532-5	
定 价	36.00元	

刘艳君　首都医科大学附属北京康复医院

闫红娇　首都医科大学附属北京康复医院

杜润宜　首都医科大学附属北京天坛医院

李欣育　首都医科大学附属北京天坛医院

李思奇　首都医科大学附属北京天坛医院

吴娱倩　首都医科大学附属北京天坛医院

张玮艺　首都医科大学附属复兴医院

张美美　首都医科大学附属北京天坛医院

苑梓楠　首都医科大学附属北京天坛医院

罗媛媛　首都医科大学附属北京天坛医院

郑　妍　首都医科大学附属北京天坛医院

赵子铭　首都医科大学附属北京天坛医院

赵依双　首都医科大学附属北京天坛医院

胡安明　首都医科大学附属北京天坛医院

姚江涛　河北省保定市第四中心医院

袁俊亮　北京大学第六医院

徐浩明　北京小汤山医院

郭　帅　首都医科大学附属北京天坛医院

郭双辉　首都医科大学附属北京天坛医院

梁天培　首都医科大学附属北京天坛医院

主编简介

　　张玉梅，首都医科大学北京天坛医院康复科副主任，神经病学专业博士研究生导师。擅长：脑血管病、运动障碍疾病和神经系统其他疾病引起的运动、感觉、言语、认知障碍和其他障碍的诊治及康复。

　　主要社会任职：中华医学会神经病学分会神经康复专业组副组长、中国卒中学会血管性认知障碍分会副主任委员、北京市神经内科学会神经康复分会副主任委员、北京医院协会康复机构专业委员会第一届委员会副主任委员、中国康复专业委员会第一届全周期老年康复学组副主任委员、中国康复医学会科技管理与评估专委会副主任委员。

贾杰，主任医师，博士研究生导师，复旦大学附属华山医院康复医学科副主任，复旦大学附属华山医院福建医院、国家区域医疗中心等办处副主任。

主要社会任职：中国康复医学会手功能康复委员会主任委员、循证专业委员会副主任委员、社区康复工作委员会候任主任委员。

国家重点研发项目"老年全周期康复技术体系与信息化管理研究"项目负责人及课题一负责人。进行产学研医工作多年，研发镜像等新技术产品 6 种，发表论文 300 余篇，编写康复医学专著 16 部，获授权专利 41 项。获 2014 年教育部科学技术进步二等奖、2016 年中华医学科技奖二等奖等数十项科技奖励与荣誉称号。

前言

很多疾病在生命体征平稳后会遗留多种功能障碍。其中，运动功能障碍是常见严重影响患者生活质量的功能障碍。在康复医学中有这样的一句话：无评定，不康复，康复始于评定，而又终于评定。可见康复评定是康复治疗中重要的一个环节，其有利于康复团队制定针对性的专业化、个性化的康复治疗方案。

为使康复工作者在临床实践中更好地评估脑血管病、帕金森综合征等疾病引起的运动功能障碍，本书应运而生。本书分为5章，分别描述了"运动功能评定""平衡功能评定""步态评定""卒中后综合功能评定""帕金森综合功能评定"等五大部分内容。

书中的评定方法简单、实用，能有效、准确地评估疾病或损伤后运动障碍的程度，为制定临床康复方案及评估治疗效果提供依据，在临床诊断和康复治疗中被广泛应用。

本书内容丰富，叙述系统而全面，条理清晰，图文并茂，对医学生、临床康复医生及相关研究人员有一定的指导价值，是值得一读的参考书。

感谢科技部重点研发计划"老年全周期康复技术体系与信息化管理研究"（2018YFC2002300）分课题"老年常见神经系统疾病综合康复体系研究"（2018YFC2002302）对本项目出版的支持。

臧大维

2022 年 9 月 6 日

目录

老年常见运动功能量表评定规范解析

第一章　运动功能评定

第一节　关节活动度测试

关节活动度（range of motion，ROM）或关节活动范围是指一个关节的运动弧度。关节活动度是衡量一个关节运动量的尺度。关节活动度分为主动关节活动度和被动关节活动度。因此，关节活动度测量有主动关节活动度测量和被动关节活动度测量之分。主动关节活动度（active range of motion，AROM）指关节运动通过人体自身的主动随意运动而产生，测量某一关节的 AROM 可观察到被检查者肌肉收缩力量对关节活动度的影响；被动关节活动度（passive range of motion，PROM）是指关节运动通过外力（如治疗师的帮助）而产生。正常情况下，被动运动至终末时会产生一种关节囊内的、不受随意运动控制的运动，因此，PROM 略大于 AROM。通过 PROM 的测量可以判断被检查者的关节活动受限程度，更主要的目的是通过 PROM 检查来判断该关节运动终末感的性质，从而确定是否存在限制关节运动的异常结构变化。

 量表来源

1992 年美国骨科医师学会（American Academy of Orthopaedic Surgeons，AAOS）推荐的测量方法以肢体中立位为 0° 计算，简称中立位 0° 法，即将关节的中立位设置为 0°，以此记录各个关节的各个方向的活动度数。临床上常用量角器进行测量，通过对关节近端和远端骨运动弧度的测量而获得量化的结果。

 量表内容

身体各部位主要关节活动度评定及正常范围见表 1-1-1 至表 1-1-5。

表 1-1-1　上肢主要关节活动度评定及正常范围

关节	运动	受检体位	测角计放置方法			正常值	可能出现并应避免的代偿运动
			轴心	固定臂	移动臂		
肩	屈曲伸展	坐位、立位、仰卧位，侧卧位，肩关节无外展、内收、旋转，前臂中立位，手掌朝向体侧	肩峰	腋中线	肱骨长轴	屈曲 0°~180° 伸展 0°~60°	躯干伸展和肩关节外展 肩胛骨前倾、上拾、外展
	外展内收	坐位、肩关节屈曲、伸展均呈 0° 位、前臂旋后，手掌向前方，使肱骨充分外旋	肩肱关节前方或后方	通过肩峰与地面垂直的线（前、后面）；通过肘关节、与冠状面垂直的线	肱骨长轴	外展 0°~180° 内收 0°~45°	肩胛骨前倾、上拾
	内旋外旋	坐位，肩关节屈曲 90°，肘关节屈曲 90°，前臂旋前并与地面平行。仰卧位或俯卧位均可	尺骨鹰嘴	通过肘关节、与冠状面垂直的线	尺骨	内旋 0°~70° 外旋 0°~90°	躯干屈曲、肘关节伸展、外展，肩胛骨上拾，躯干屈曲、肘关节伸展、内收，肩胛骨下撤
	水平外展	坐位，肩关节外展 90°，屈曲，内旋	肩峰顶部	与肱骨长轴平行并与躯干垂直（呈水平位）	肱骨长轴	0°~90°	躯干旋转或屈曲
	水平内收	坐位，肩关节外展 90°，内旋	肩峰顶部	与肱骨长轴平行并与躯干垂直（呈水平位）	肱骨长轴	0°~135° 起始位与水平外展起始位相同：0°~45°	躯干旋转

（续表）

关节	运动	受检体位	测角计放置方法			正常值	可能出现并应避免的代偿运动
			轴心	固定臂	移动臂		
肘	屈、伸	被检查者体位为坐位，上肢紧靠躯干，肘关节伸展，前臂解剖剖中立位	肱骨外上髁	与肱骨纵轴平行，指向肩峰	与桡骨纵轴平行，指向桡骨茎突	0°～150°	肩关节屈曲
前臂	旋前旋后	坐位，上臂紧靠躯干，肩关节无屈曲、伸展、内收、内展、旋转，肘关节屈曲90°，前臂呈中立位	尺骨茎突的外侧	与地面垂直（与股骨长轴平行）	桡骨茎突与尺骨茎突的连线（掌侧面）	0°～80°	肩关节外展、内旋，肩关节内收和外旋
腕	掌屈背伸	坐位，肩关节外展90°，肘关节屈曲90°，前臂置于桌面上，手掌与地面平行，手掌与手指轻度伸展。	尺骨茎突稍向远端，或桡骨茎突	与尺骨长轴平行	与第5掌骨长轴平行	0°～80° 0°～70°	腕关节桡偏或尺偏
	桡偏尺偏	与腕关节屈曲检查相同	腕关节背侧中点（第3掌骨基底部）	前臂背侧中线	第3掌背侧纵轴线	0°～25° 0°～30°	腕关节伸展、屈曲 腕关节伸展、屈曲

表1-1-2 手部关节活动度评定及正常范围

部位	关节	运动	测角计放置方法			正常值
		受检体位	轴心	固定臂	移动臂	
拇指	腕掌关节	屈曲 伸展	坐位，将前臂和手放在桌面上，前臂充分旋后，腕关节中立位，腕掌关节无外展、内收，拇指和掌指关节和指间关节无屈曲、伸展。拇指指尖位于示指指腹	腕关节桡侧第1掌骨基底部和大多角骨的结合部	与桡骨长轴平行	与第1掌骨长轴平行	0°～15° 0°～20°
		外展	坐位，前臂和手放在桌面上，前臂、腕关节均呈中立位，拇指腕掌关节、掌指关节、指间关节均呈解剖0位	腕关节	第2掌骨的桡侧中线（示指纵轴）	第1掌骨的桡侧中线（拇指纵轴）	0°～70°
	掌指关节	屈曲 伸展	坐位，前臂和手放在桌面上，前臂充分旋后。拇指的腕掌关节呈解剖0位，拇指的指间关节无屈曲、伸展	掌指关节背侧	第1掌骨（纵轴）背侧中线	近节指骨（纵轴）背侧中线	0°～50° 0°～10°
	指间关节	屈曲 伸展	坐位，前臂和手放在桌面上，前臂充分旋后，腕关节中立位，拇指腕掌呈解剖0位，伸展	拇指指间关节背侧面	近端指骨背侧中线	末节指骨背侧中线	0°～80° 0°～10°

（续表）

部位	关节	运动	受检体位	测角计放置方法			正常值
				轴心	固定臂	移动臂	
	掌指关节	屈曲	坐位，腕关节中立位，前臂放在桌面上，被检手指无内收、外展	掌指关节背侧	掌骨背侧中线	指骨背侧中线	0°～90°
		伸展					0°～45°
		外展	坐位，腕关节中立位，前臂旋前，手掌放在桌面上，掌指关节无屈曲、伸展	掌指关节背侧	被测量手指的掌骨背侧中线	被测量手指的近节指骨背侧中线	0°～20°
		内收					
手指	近端指间关节	屈曲	坐位，腕关节中立位，掌关节无屈曲、伸展、内收及外展，前臂放在桌面上	近端指间关节背侧	近节指骨背侧中线	中节指骨背侧中线	0°～100°
		伸展					0°
	远端指间关节	屈曲	坐位，前臂和手置于桌面，前臂均呈中立位，掌指关节无屈曲、伸展、内收、外展，近端指间关节屈曲 70°～90°	远端指间关节背侧面	中节指骨背侧中线	远节指骨背侧中线	0°～90°
		伸展					0°～10°

表1-1-3 下肢主要关节活动度评定及正常范围

关节	运动	受检体位	测角计放置方法			正常值
			轴心	固定臂	移动臂	
髋	屈曲	仰卧位，躯干无侧弯，髋关节无内收、外展、内旋、外旋	大转子	通过大转子，与躯干腋中线平行	股骨纵轴	0°~125°
	伸展	俯卧位，躯干无侧弯，髋关节无内收、外展、内旋，膝关节伸展位	大转子	通过大转子，与躯干腋中线平行	股骨纵轴	0°~30°
	外展	仰卧位，髋关节无屈曲、伸展、旋转，膝关节伸展位	髂前上棘	两侧髂前上棘连线	股骨纵轴	0°~45°
	内收	仰卧位，髋关节无屈曲、伸展、旋转，膝关节伸展位，对侧下肢呈外展位	髂前上棘	两侧髂前上棘连线	股骨纵轴	0°~30°
	内旋 外旋	端坐位，髋关节屈曲90°，无外展及内收，膝关节屈曲90°置于诊查床端；将毛巾卷成圆筒状，置于股骨远端	髌骨中心	通过髌骨中心的垂线，与地面垂直	胫骨纵轴	各0°~45°
膝	伸展 屈曲	俯卧位，髋关节无内收、外展及旋转	股骨外侧髁	股骨纵轴	腓骨小头与外侧髁连线	0°
踝	背屈 跖屈	坐位，膝关节屈曲90°，踝关节无内翻及外翻	第五跖骨与小腿纵轴长线在足底的交点	腓骨小头与外侧中线（腓骨外侧中线）	第五跖骨长轴	0°~20° 0°~50°
	内翻 外翻	坐位，膝关节90°屈曲，髋关节无内收、外展及旋转	两臂交点	与小腿纵轴一致	足底面横轴	0°~35° 0°~15°

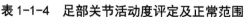

表 1-1-4　足部关节活动度评定及正常范围

关节及运动	测角计放置方法			正常值
	轴心	固定臂	移动臂	
趾掌趾关节的屈曲/伸展	第1掌趾关节	第1跖骨长轴	第1趾骨长轴	屈曲 0°～45° 伸展 0°～70°
跗趾趾间关节的屈曲/伸展	第1趾间关节	第1近端趾骨长轴	第1远端趾骨长轴	屈曲 0°～90° 伸展0°
足趾掌趾关节的屈曲/伸展	第1掌趾关节背侧	第2～5跖骨背侧中线	第2～5趾骨背侧中线	屈曲 0°～40° 伸展 0°～40°
近端足趾趾间关节的屈曲/伸展	近端趾间关节背侧	近节趾骨背侧中线	中节趾骨背侧中线	屈曲 0°～35° 伸展0°
远端足趾趾间关节的屈曲/伸展	远端趾间关节背侧	中节趾骨背侧中线	末节趾骨背侧中线	屈曲 0°～60° 伸展0°

表 1-1-5 脊柱关节活动度评定及正常范围

关节	运动	受检体位	测角计放置方法			正常值	可能出现并应避免的代偿运动
			轴心	固定臂	移动臂		
颈椎	屈曲伸展	坐位，胸腰椎紧靠椅背，颈椎无旋转及侧屈	两耳交点	与地面垂直	外耳道与鼻尖的连线	0°～45°	胸腰椎屈曲 胸腰椎伸展
	侧屈	坐位，胸腰椎紧靠椅背，颈椎无屈曲、伸展及旋转	与第7颈椎棘突一致	沿胸椎棘突与地面垂直	以枕外粗隆为标志点与后头部中线一致	0°～45°	胸腰椎侧屈
	旋转	坐位，胸腰椎紧靠椅背，颈椎无屈曲、伸展及侧屈	头顶中心点	与两侧肩峰连线平行	头顶与鼻尖连线一致	0°～60°	躯干旋转
胸椎与腰椎	屈曲伸展	立位，胸、腰椎无屈曲及旋转	第5腰椎棘突	通过第5腰椎棘突的垂直线	第7颈椎棘突与第5腰椎棘突连线的平行线	0°～80°或约10 cm 0°～30°	骨盆后倾
	侧屈	立位，颈椎、胸椎、腰椎无屈曲、伸展及旋转	第5腰椎棘突	髂嵴连线中点的垂直线	第7颈椎棘突与第5腰椎棘突连线	0°～35°	骨盆侧倾
	旋转	坐位，颈椎、胸椎、腰椎无屈曲、伸展、侧屈。为防止影响躯干的旋转，不得使用带靠背的椅子	头顶部中点	双侧髂嵴上缘连线的平行线	双侧肩峰连线的平行线	0°～45°	骨盆旋转

注：不同教材 ROM 正常值不同，主要起参考作用，需掌握测量方法，以患者具体情况为准。

使用指南

老年常见运动功能量表评定规范解析

1. 适应证与禁忌证

（1）适应证

ROM 测量是关节炎症、痛风、脱位、骨折、截肢、关节周围软组织损伤及关节继发性损害患者的必查项目。当关节水肿、疼痛，肌肉痉挛、短缩，关节囊及周围组织的炎症及粘连，皮肤瘢痕等发生，影响了关节的运动功能时，均需要进行ROM测量。

（2）禁忌证

①关节脱位或骨折未愈合；②刚刚经历肌腱、韧带、肌肉手术后；③骨化性肌炎；④患者有明显的骨质疏松或骨的脆性增加。

2. 测量方法

关节活动度检查是在特定的体位下测量关节可以完成的最大活动范围。测量工具包括量角器、皮尺、电子角度计。操作方法的正确和准确性直接影响测量结果的可靠性。因此，检查者应严格掌握测量工具的使用方法、不同关节的测量方法及操作中的注意事项。

（1）体位

确定关节运动范围时采用由 AAOS 推荐的中立位 0° 法，即将解剖学立位时的肢位定为"0"起始点。测量旋转度时则选正常旋转范围的中点作为"0"起始点。此外，不同的体位，关节周围软组织（关节、韧带、肌腱）的紧张程度不同，在不同的体位下测量的结果往往出现差异。检查者要保证被检查者体位舒适，测量在全关节活动范围不受限的解剖位上进行。

（2）固定

被测量的关节在运动时，如果其他关节参与，将会出现代偿动作，使其产生一个较大的 ROM。因此，应在构成关节的远端骨运动时充分固定近端骨，可以借助被检查者的体重、体位及测量者所施加的外力加以固定。

（3）测量步骤

①向被检查者简单扼要地解释 ROM 测量的目的与方法，消除其紧张和不安，取得合作。②暴露被检查部位，确定测量的体位。③治疗师首先示范该关节应如何运动，固定构成关节的近端部分，要求被检查者受累关节进行各种主动运动（如屈、伸、收、展等）。④测量 AROM 时，被检查者主动运动过程中如出现 ROM 受限，治疗师应继续被动运动该关节。如果被动运动时较容易达到该关节正常运动范围终点，提示 AROM 受限。除观察和测量主动运动范围，还要注意观察：a. 疼痛：运动中是否出现疼痛、疼痛何时发生、疼痛的程度、患者对疼痛的反应等；b. 运动模式与运动质量；c. 是否存在其他关节的联合运动或代偿运动；d. AROM 受限的原因。如果患者能够完成全关节活动范围的运动且无疼痛不适等症状，一般来说，无须测量 PROM。⑤测量 PROM 在运动终末时要体会运动终末感的性质。如被动运动不能达到该关节正常运动范围的终点，提示 PROM 受限。治疗师需判断 PROM 受限的原因（如疼痛、痉挛、粘连等）及运动质量（如关节运动不平滑、肌张力增高、僵硬等）。

（4）一般原则与注意事项

①为防止出现错误的运动姿势和代偿运动，减小测量结果的误差，测量时被检查者须保持正确体位并进行有效固定。②根据测量部位选择适当的关节角度测量尺。关节角度测量尺的固定臂和移动臂要严格按规定方法使用。测量时角度尺轴心的位置可忽略不计。尺与身体的接触要适度，不得影

响关节的运动。原则上角度尺应放在患者被测关节的外侧。③被动运动关节时手法要柔和，速度缓慢均匀，尤其对伴有疼痛和痉挛的患者不能做快速运动。④读取量角器刻度盘上的刻度时，刻度应与视线同高。为了提高测量的可靠性，首次和再次测量的时间、地点、测量者及所用测量工具应保持一致。⑤肢体 ROM 的检查结果应进行健、患侧比较。由于患者性别、年龄、职业和健康状况的不同，个体间 ROM 亦有差别。治疗师在测量受累肢体 ROM 之前，须首先测量和记录未受累肢体 ROM 以确定被检查者的正常 ROM。⑥对活动受限的关节，AROM 与 PROM 均应测量并在记录中注明，以便分析受限的原因。测量的同时注意观察和记录关节是否存在变形、水肿、疼痛、挛缩，是否存在痉挛、肌肉萎缩、皮肤瘢痕、外伤，以及测量时患者的反应等。关节疼痛时，要注意疼痛的部位和范围并做记录。⑦关节或关节周围炎症或感染、关节半脱位、关节血肿（尤其是肘、髋或膝关节血肿），怀疑存在骨性关节僵硬、软组织损伤（如肌腱、肌肉或韧带损伤）等情况时，AROM 和 PROM 测量操作应特别谨慎。⑧被检查者服用镇痛剂时可能会抑制患者对疼痛的反应；患者服用肌肉松弛剂期间，关节活动度可能过大，因此，应注意药物对 ROM 测量结果的影响。

 评定结果分析

关节活动度的测量是一项非常严格的评定技术，需同一检查者对同一关节进行多次测量。影响量角器测量可靠性的因素包括：①量角器摆放位置的准确性。②被检查者相关的因素，如对疼痛的恐惧、疲劳、紧张或压力情绪。③其他因素，如所用量角器的类型、测量时间、室内温度、治疗师的经验和操作精确性等。因此，治疗师在分析关节活动受限可能原因的同时需检查是否存在影响测量结果可靠性的因素，并尽量排除。

1. 关节受限原因

随着年龄的增大，人体老化，关节的形态也在发生变化，如出现退行性脊柱炎、退行性关节炎、骨质疏松等，这些退行性变化可使关节活动范围下降。关节周围软组织病变，如关节囊粘连、韧带损伤、肌腱挛缩、异位骨化、主动肌无力、拮抗肌张力过高等均可以引起关节活动受限。治疗师应注意分析判断活动受限是由组织结构变化所致，还是由肌力下降所致。此外，石膏固定、佩戴支具也会阻碍关节活动。

AROM＜PROM：由于 AROM 通过人体自身的主动运动而产生，因此，检查某一关节 ROM 实际上是对被检查者肌力的考察。AROM＜PROM 时提示关节活动受限是带动该关节运动的主动肌肌力减弱的结果。除了肌力大小对 AROM 的影响外，AROM 的大小也与被检查者的活动意愿、协调性及意识水平有关。

PROM＜正常 ROM：PROM＜正常 ROM 提示关节活动受限是皮肤、关节或肌肉等组织的器质性病变所致。运动受限的原因可以是关节疾病（如类风湿性关节炎）或关节损伤（如骨折）引起的水肿、疼痛、痉挛、皮肤紧张或瘢痕形成（如烧伤），也可以是制动引起的肌肉和肌腱短缩、肌力下降，或脂肪组织过多等。因此，在确定存在 ROM 受限后，还应进一步检查和分析关节活动受限是由于疾病本身的影响，还是继发于关节制动、废用。

从挛缩的分类中可以推测关节活动受限的原因。挛缩可以分为关节性、软组织性和肌性。关节性挛缩分为关节软骨损伤和不适合性关节、滑膜增生、关节囊纤维化等不同类型。软组织性挛缩包括皮肤及皮下组织、肌腱和韧带、关节周围组织的炎症、外伤。肌性挛缩主要是由于外伤、炎症、变性、痉挛、弛缓性瘫痪及主动肌与拮抗肌的力量失衡所致。

2. 运动终末感

不同关节的被动活动范围因其特有的解剖结构而定。在病理情况下如关节疾病或外伤时，由于关节及关节周围结构发生病理性改变而使 PROM 受限。因此，在检查 PROM 时，治疗师要注意 ROM 是充分还是受限。运动终末感是在被动运动的关节达到最末端时治疗师所获得的手感，即抵抗感。不同的解剖结构所产生的抵抗感亦不相同。当关节的解剖结构正常及 ROM 充分时，检查者手中所体会到的是一种正常的或生理性的运动终末感（表 1-1-6）。当解剖结构发生病理变化即 ROM 下降或增加时会出现异常的或病理性的运动终末感（表 1-1-7）。借助运动终末感，可分析和判断是何种结构异常导致关节运动受限。理解和正确体验正常运动终末感将有助于认识和分析异常关节活动受限的原因。

表 1-1-6　生理性运动终末感

性质	手感	原因	举例
软组织抵抗	运动终止时软组织被挤压感	运动终止时身体表面相接触（即软组织间的接触）	被动屈曲膝关节时大腿与小腿后部肌群的接触
结缔组织抵抗	运动终止时硬而富有弹性感 运动终止时坚硬但有少许弹性感，类似拽一块皮子的感觉 同上	肌肉被牵伸 关节囊被牵伸 韧带被牵伸	膝关节伸展情况下被动背屈踝关节时腓肠肌的紧张 被动伸展手指掌指关节时关节囊前部的紧张 被动前臂旋后时时掌侧桡尺韧带骨间膜、斜索的紧张
骨抵抗	运动终止突然发生，坚硬感	骨与骨的接触	被动伸展肘关节时尺骨鹰嘴与肱骨鹰嘴窝的接触

表 1-1-7 病理性运动终末感

性质	手感	原因
软组织抵抗	软，踩踏沼泽地感	软组织肿胀、滑膜炎
结缔组织抵抗	硬，运动终末有弹性感，或坚硬但有少许弹性感	肌紧张增加，肌肉、关节囊、韧带短缩
骨抵抗	坚硬，骨与骨接触而运动终止时突然的坚硬感，或粗糙关节面接触并移动时的骨摩擦感	骨软化症、退行性关节疾病、骨性关节炎、关节内游离体、骨化性肌炎、骨折
虚性抵抗	患者因疼痛而在 PROM 终末之前即要求停止，故未产生运动终末抵抗感	急性滑囊炎、关节炎症、关节外脓肿、新生物（肿瘤）、骨折、心理反应、关节内紊乱（如半月板撕裂）
弹性抵抗	反跳感	急性或亚急性关节炎、严重的活动性损伤或骨折，无疼痛的痉挛抵抗提示中枢神经系统损伤引起的肌张力增高
痉挛抵抗	PROM 突然终止且有坚硬感，常伴有疼痛	

附：关节活动度参考值一览

关节	运动方向	1	2	3	4
肩	屈曲	130°	150°	170°	180°
	伸展	80°	40°	30°	60°
	外展	180°	150°	170°	180°
	内收	45°	30°		75°
	内旋	90°	40°	60°	80°
	肩外展 90° 内旋				70°
	外旋	40°	90°	80°	60°
	肩外展 90° 外旋				90°
肘	屈曲	150°	150°	135°	150°
	伸展	0°	0°	0°	0°

老年常见运动功能量表评定规范解析

关节	运动方向	1	2	3	4
前臂	旋前	50°	80°	75°	80°
	旋后	90°	80°	85°	80°
腕	屈曲		70°	70°	80°
	伸展	90°	60°	65°	70°
	桡偏	15°	20°	40°	20°
	尺偏	30°	30°	20°	30°
拇指	腕掌关节屈曲				15°
	掌指关节屈曲	50°		50°	50°
	指间关节屈曲	90°		75°	80°
	腕掌关节伸展				20°
	掌指关节伸展	10°	60°	5°	0°
	指间关节伸展	10°	80°	20°	20°
	外展	50°		55°	70°
手指	掌指关节屈曲		90°	90°	90°
	近端指间关节屈曲		100°	100°	100°
	远端指间关节屈由	90°	70°	70°	90°
	掌指关节伸展	45°			45°
	近端指间关节伸展				0°
	远端指间关节伸展				0°
髋	屈曲	120°	100°	110°	120°
	伸展	20°	30°	30°	30°
	外展	55°	40°	50°	45°
	内收	45°	20°	30°	30°
	内旋				45°
	外旋				45

（续表）

关节	运动方向	1	2	3	4
膝	屈曲	145°	120°	135°	135°
	伸展	10°			10°
踝	背屈	15°	20°	15°	20°
	跖屈	50°	40°	50°	50°
蹬趾	趾掌趾关节屈曲		30°	35°	45°
	蹬趾趾间关节屈曲		30°		90°
	趾掌趾关节伸展		50°	70°	70°
	蹬趾趾间关节伸展		0°		0°
足趾	趾掌趾关节屈曲		30°		40°
	近端足趾趾间关节屈曲		40°		35°
	远端足趾趾间关节屈曲		50°		60°
	趾掌趾关节伸展				
	近端足趾趾间关节伸展				
	远端足趾趾间关节伸展				
颈部	屈曲		30°		45°
	伸展		30°		45°
	侧屈		40°		45°
	旋转		30°		60°
胸腰部	屈曲		90°		80°
	伸展		30°		20°～30°
	侧屈		20°		35°
	旋转		30°		45°

注：1.引自：CLARK, WILLIAM A. A system of joint measurements. The Journal of Orthopedic Surgery, 1920, 2（12）：687-700.

2.引自：日本躯体伤残医学评级委员会, 1958.

3.引自：美国加州医学委员会和加州工业事故委员会, 1960.

4.引自：美国骨科学会关节运动委员会, 1965.

老年常见运动功能量表评定规范解析

[1] 中华人民共和国卫生部医政司主编.中国康复医学诊疗规范.北京：华夏出版社，1998：27-32.

[2] DORA C，GERBER C. Shoulder function after arthroscopic anterior stabilization of the glenohumeral joint using an absorbable tac. J Shoulder Elbow Surg，2009，9（4）：294-298.

[3] 王道明，冯涛.四肢主要关节活动范围测量的注意事项.中国法医学会全国第九次法医临床学学术研讨会论文集，2006.

[4] 李海燕，黄彬鉴.关节活动范围测量与日常生活活动评定的可靠性与有效性.国外医学（物理医学与康复学分册），1990（3）：107-109.

[5] 康宇华.关节活动范围研究现状.中国康复医学杂志，2001，16（1）：57-59.

撰写：马艳玲

审校：刘然

第二节 徒手肌力评定

量表来源

徒手肌力检查（manual muscle testing，MMT）是康复医学领域中最常使用的肌力评定方法之一。徒手肌力检查最早于1916年由美国哈佛大学矫形外科教授 Robert Lovett 提出。1917 年，Lovett 在《小儿麻痹症治疗》一书中将徒手肌力检查分为 1～6 级，并做出了详细的描述，即 Lovett 分级法。

1943 年，英国医学研究理事会（Medical Research Council，MRC）基于 Lovett 分级法，将分级顺序倒置并将每一级数字减 1，制定了 MRC 量表。1983 年，MRC 在 MRC 量表的基础上进一步细分，如被测的肌力比某级稍强时，则在此级右上角加 "+"，稍弱时则在此级右上角加 "–"，以弥补分级不足，即 MRC 分级法。

除 Lovett 分级法和 MRC 分级法以外，徒手肌力检查主要还有 2 种分级方法，即 Kendall 和 McCreary 分级法、Daniels 和 Worthingham 分级法。Kendall 和 McCreary 分级法使用 0～100% 或 0～10 的分级数字表示。Daniels 和 Worthingham 分级法使用 0～5 分的分级数字表示。

量表内容及评定标准

目前，国际上普遍应用的肌力分级方法是基于 Lovett 分级法的 MRC 量表（表 1-2-1）。

在康复医学领域，为了增强对于肌力测定的精确度，普遍应用的肌力分级方法是基于 MRC 量表的 MRC 分级法（表 1-2-2）。

结果记录见表 1-2-3。

表 1-2-1　MRC 量表

名称及评定标准	级别
N（Normal，正常）：关节抗充分阻力全范围活动	5
G（Good，良好）：关节抗部分阻力全范围活动	4
F（Fair，尚可）：关节抗重力全范围活动	3
P（Poor，差）：关节不抗重力（减重状态下）全范围活动	2
T（Trace，微缩）：肌肉有收缩，但无关节运动	1
0（Zero，零）：没有肌肉收缩	0

表 1-2-2　MRC 分级法

名称及评定标准	级别
N（Normal，正常）：抗重力及最大（maximal）徒手阻力完成全关节活动范围的运动	5
N−（Normal Minus，正常−）：抗重力及最大（maximal）徒手阻力完成 50% ~ 100% 全关节活动范围的运动	5−
G+（Good Plus，好+）：抗重力及近乎最大的（nearly maximal）徒手阻力完成全关节活动范围的运动	4+
G（Good，好）：抗重力及中等（moderate）徒手阻力完成全范围活动	4
G−（Good Minus，好−）：抗重力及近乎中等的（less than moderate）徒手阻力完成全关节活动范围的运动	4−
F+（Fair Plus，可+）：抗重力及轻度（minimal）徒手阻力完成全关节活动范围的运动	3+
F（Fair，可）：不施加阻力，能抗肢体重力，完成全关节活动范围的运动	3
F−（Fair Minus，可−）：不施加阻力，能抗肢体重力完成关节活动范围的 50% 以上的运动	3−
P+（Poor Plus，差+）：能启动抗重力活动，或解除重力影响能抗轻微（slight）阻力完成活动	2+

名称及评定标准	级别
P（Poor，差）：解除重力的影响（gravity minimized）能完成全关节活动范围的运动	2
P−（Poor Minus，差−）：解除重力的影响，不能完成全关节活动范围的运动	2−
T（Trace，轻微）：可触及肌肉的收缩，但不能引起关节的活动	1
0（Zero，零）：不可触及肌肉的收缩	0

表 1-2-3 徒手肌力检查结果记录

部位	检查项目	肌群	左侧	右侧
肩胛骨	上回旋	斜方肌 前锯肌		
	下回旋	胸小肌		
	前伸	前锯肌		
	后缩	斜方肌中束 菱形肌		
	上提	斜方肌上束 肩胛提肌		
	下降	斜方肌下束		
肩	屈	三角肌前束		
	伸	三角肌后束		
	外展	三角肌中束 冈上肌		
	内收	冈下肌 肩胛下肌		
	水平外展	背阔肌 大圆肌		
	水平内收	胸大肌		
	外旋	外旋肌群		
	内旋	内旋肌群		

老年常见运动功能量表评定规范解析

部位	检查项目	肌群	左侧	右侧
肘	屈	肱二头肌 肱桡肌		
	伸	肱三头肌		
前臂	旋前	旋前肌群		
	旋后	旋后肌群		
腕	掌屈	桡侧腕屈肌 尺侧腕屈肌		
	背伸	桡侧腕长伸肌 桡侧腕短伸肌 尺侧腕伸肌		
颈	屈	胸锁乳突肌		
	伸	后伸肌群		
躯干	屈	腹直肌		
	伸	胸部伸肌群 腰部伸肌群		
	旋转	腹内斜肌 腹外斜肌		
	骨盆上提	腰大肌		
髋	屈	髂腰肌		
	伸	臀大肌		
	外展	臀中肌		
	内收	内收肌群		
	外旋	外旋肌群		
	内旋	内旋肌群		
膝	屈	股二头肌 半腱肌、半膜肌		
	伸	股四头肌		

部位	检查项目	肌群	左侧	右侧
踝	背屈	胫骨前肌		
	跖屈	腓肠肌 比目鱼肌		
	内翻	胫骨后肌		
	外翻	腓骨短肌 腓骨长肌		

 使用指南

进行徒手肌力检查时，应让受试者采取标准的受试体位，让受试肌肉做标准的测定动作，测试者不借助任何器材，仅通过徒手触摸受试者的肌腹，观察该肌肉完成受试动作的能力。必要时，测试者需用手施加阻力或助力，从而判断受试肌肉主动收缩的能力。

1. 测试方式

由医师、康复师或经过专业培训有测试经验的人员施测；对每个患者要实行个体测试。

2. 适用人群

各种原因造成肌力低下的患者。①下运动神经元损伤：周围神经损伤、多发性神经炎、脊髓灰质炎后遗症等；②原发性肌病：重症肌无力、肌萎缩等；③骨关节疾病：骨折、关节炎及截肢术后患者等。

3. 常用测试部位

颈与躯干肌、上下肢肌。

4. 测试顺序

（1）施测前，须对患者进行充分的解释说明；

（2）确认关节的活动度；

（3）先进行被动运动，再进行主动运动；

（4）从抗重力位开始检查；

（5）按顺序依次记录检查结果。

5. 禁忌证

（1）局部炎症；

（2）严重的关节腔积液和滑膜炎；

（3）关节及周围软组织损伤、关节活动度极度受限、关节不稳；

（4）急性扭伤；

（5）骨折未愈合；

（6）重度骨质疏松；

（7）局部严重疼痛；

（8）中枢神经系统疾病所导致的痉挛性瘫痪；

（9）严重的高血压或心脏病。

6. 注意事项

（1）测试应选择适当的时机，受试者处于疲劳状态、运动或饱餐后均不宜进行；

（2）受试者应尽可能在同一体位下完成所有受试动作；

（3）正确固定受试者，抑制其代偿运动；

（4）先查健侧后查患侧；

（5）先抗重力后抗阻力；

（6）测试者的位置应尽量靠近受试者。

尽管徒手肌力检查已广泛应用于目前的临床康复评定工作中，但始终不能定量地反映受试肌肉力量的变化。为解决这一问题，可以使用等速仪器、握力计、手持测力计（handheld dynamometer，HHD）、背力计和捏力计等特殊工具进行定量的肌力检查。研究表明，从临床操作方便的角度出发，当受试者被测肢体的肌力＜MMT 4级时，HHD测试可以作为徒手肌力检查的补充；当受试者被测肢体的肌力≥MMT 4级时，HHD测试可以作为肌力检查的基本方法；当受试者被测肢体的肌力较强时，肌力相对较弱的测试者可以灵活选择测试的体位和关节的角度，以获得可靠的检查结果；当需要观察肌肉活动的综合指标时，测试者可以选择等速肌力测试和（或）表面肌电图。

徒手肌力检查在临床应用方面的最新研究进展如下。

1. 工作相关性上肢不适征

工作相关性上肢不适征是一种由周围神经损伤导致其所支配的相应肌肉肌力减弱的疾病，主要表现为三种神经性症状，即疼痛、无力、麻木（或刺痛）。通过对三组拮抗肌（胸部三角肌－后三角肌、肱二头肌－肱三头肌、桡侧腕屈肌－桡侧腕短伸肌）和三块单独的肌肉（尺侧腕伸肌、拇短展肌、小指展肌）进行徒手肌力检查，可以简单、快速、有效地识别（或排除）是否存在周围神经损伤，并对周围神经痛进行定位，以确定疾病的类型。

2. Duchenne 型肌营养不良症

Duchenne 型肌营养不良症（Duchenne muscular dystrophy，DMD）是一种原发于肌肉组织的X连锁隐性遗传的疾病，徒手肌力检查可以用来定义 Duchenne 型肌营养不良症的自然病程。

在一项使用泼尼松治疗 Duchenne 型肌营养不良症的随机、对照、双盲的治疗性试验中，徒手肌力检查被证明是评价研究对象肌力改善情况的有效手段。

3. 脑性瘫痪

脑性瘫痪（简称脑瘫）是由于发育期脑受损而引起的一种非进行性中枢性瘫痪，肌力低下是痉挛型脑瘫患儿较常见的问题。在一项旨在探讨痉挛型脑瘫患儿下肢具体肌群肌力与步行能力关系的研究中，通过采用徒手肌力检查，对研究对象的髂腰肌、臀大肌、臀中肌、腘绳肌、股四头肌、腓肠肌、胫前肌、胫后肌、腓骨长短肌进行肌力评估，证实了步行能力与髂腰肌和股四头肌的肌力显著相关，表明髂腰肌和股四头肌的肌力是影响痉挛型脑瘫患儿步行能力的主要因素之一。

参考文献

[1] 张玉梅，宋鲁平．康复评定常用量表．北京：科学技术文献出版社，2018：7-10.

[2] 王盛，姜文君．徒手肌力检查发展史及分级进展．中国康复理论与实践，2015，21（6）：4666-4669.

[3] 刘根林，李建军，周红俊，等．肌力定量检查方法研究进展．中国康复理论与实践，2017，23（7）：4766-4769.

[4] JEPSEN J R，HAGERT C G，杨凤．徒手肌力测试在工作相关性上肢不适征诊断中的应用．环境与职业医学，2012，29（12）：785-790.

[5] MENDELL J R，FLORENCE J. Manual muscle testing. Muscle Nerve，1990，13 Suppl：S16-20.

[6] 许晶莉，李林，张丽花，等．痉挛型双瘫脑瘫患儿步行能力与下肢肌力的相关性分析 // 第六届全国儿童康复，第十三届全国小儿脑瘫康复学术会议暨国际学术交流会议论文汇编．2014.

[7]　JENSEN，ANNE M. Estimating the prevalence of use of kinesiology-style manual muscle testing： a survey of educators. Advances in Integrative Medicine，2015，2（2）：96-102.

撰写：刘洋

审校：郭帅

第三节　Brunnstrom 分期评估量表

 量表来源

Brunnstrom 分期评估量表是由瑞典物理治疗师 Signe Brunnstrom 在 20 世纪 70 年代创立的一套脑病损伤后运动障碍的评估方法，主要目的是了解患者偏瘫后肢体运动功能恢复情况、运动控制能力，为制定临床康复治疗方案提供依据，评估康复治疗效果。按照 Brunnstrom 的观点，脑卒中后患者偏瘫肢体的功能遵循一个大致相同的发展和恢复过程，可将其分为迟缓、痉挛、联带运动、部分分离运动、分离运动、正常六个阶段，具体分期表现如下。

Ⅰ期：弛缓性瘫痪。

Ⅱ期：联合反应明显，出现共同运动，肌张力开始增高，出现肌腱反射。

Ⅲ期：以共同运动为主，联合反应减弱，肌张力增高达高峰，肌腱反射增高。

Ⅳ期：随意共同运动减弱，出现部分分离运动，肌张力开始降低。

Ⅴ期：随意分离运动明显，可做一般技巧运动，随意共同运动成分部分消失，肌张力继续降低，近正常。

Ⅵ期：正常随意运动，可做精细技巧运动，肌张力正常或近似正常。

Brunnstrom 评定法就是在这个基础上制定，它将上肢、手、下肢分别按照 Ⅰ～Ⅵ期进行评定。该评定方法简单、实用，在临床康复中被广泛应用。

 具体量表

Brunnstrom 评定法具体量表如下（表 1-3-1）。

表 1-3-1　Brunnstrom 分期评估量表

阶段	运动特点	上肢	手	下肢
Ⅰ期	迟缓，无任何运动	迟缓，无任何运动	迟缓，无任何运动	迟缓，无任何运动
Ⅱ期	肌张力开始增加，出现痉挛、联合反应及不引起关节运动的随意肌收缩	出现痉挛、联合反应及不引起关节运动的随意肌收缩	仅有极细微的屈曲（主动或通过联合反应诱发出来）	出现痉挛、联合反应及不引起关节运动的随意肌收缩
Ⅲ期	痉挛加重，可随意引出共同运动	可随意发起共同运动或其成分	手能集团屈曲，钩状抓握，但无随意伸展，有时可由反射引起伸展	可随意发起共同运动或其成分，坐和站立位时，有髋、膝、踝的共同屈曲
Ⅳ期	痉挛及其共同运动模式减弱，开始出现部分分离运动	出现脱离协同运动的活动：①肩0°，肘屈曲90°的条件下，前臂可旋前、旋后；②肘伸直的情况下，肩可前屈90°；③手臂可触及腰骶部	①能侧捏及松开拇指；②手指有半随意的小范围伸展	①在坐位时，可屈膝90°以上，足可向后滑动到椅子下方；②在足跟不离地的情况下踝能背屈

阶段	运动特点	上肢	手	下肢
V期	痉挛及共同运动模式进一步减弱，肌张力逐渐恢复，有充分的分离运动	出现相对独立于共同运动的活动：①肘伸直，前臂旋前，上肢外展90°；②肘伸直、前臂中立位，臂可上举过头；③在肘伸直，肩前屈30°～90°情况下，前臂可旋前旋后	①可做球状和圆柱状抓握；②能全指伸展，但不能单独伸展	站立位，①髋伸展位，能屈膝；②膝伸直，足稍向前迈出，踝能背屈
VI期	痉挛基本消失，运动的协调性及灵活性接近正常水平	协调运动大致正常，手指指鼻无明显辨距不良，但速度比健侧慢（≤5秒）；V期的3个动作均完成得比较顺畅，其运动速度达健侧2/3以上	①手能进行各种抓握；②全范围的伸指；③可进行单个手指活动，但比健侧稍差	①站立位，髋能外展；②坐位，髋可内外旋并伴有足内翻、外翻

 使用指南

1. 准备事项

（1）检查环境：温暖舒适、照明充足，在保证隐私及安全的前提下，患者尽量暴露肢体，或穿相对紧身的衣服，以方便观察动作完成的质量；

（2）建议留一名熟悉患者情况的家属陪同；

（3）选择高度合适的椅子或检查床，需事先了解患者功能情况；

（4）准备笔及记录表格。

2. 注意事项

（1）该运动功能评定表描述的是患者中枢神经系统损伤后的运动障碍表现，在其不同恢复阶段有着不同的表现，该表描述的是分期，不是分级；

（2）评估时建议取坐位或卧位，从Ⅲ期动作开始查，不能完成Ⅲ期动作的，继续查Ⅱ期及Ⅰ期，Ⅲ期动作能完成则继续查Ⅳ、Ⅴ、Ⅵ期；

（3）评估时需尽量少搬动／移动患者，尽量在一种体位下检查完全后再换另一种体位检查；

（4）对于不能进行标准检查的情况，如患者因体力耐力差不能坐站，因认知障碍及言语障碍不能有效交流，或因关节疼痛肿胀不能活动等，可根据具体情况调整检查策略。

 评定标准

1. Ⅰ期评定方法

检查体位：建议卧位，通过观察患者肢体的主动活动及被动的肢体活动来进行评估。

上肢：建议指导语："请用你的手（患侧）摸嘴巴（或耳朵）"。

手：建议指导语："请将手握起来"。

下肢：建议指导语："请用你的脚碰碰我的手"。检查者将手放在患者患膝上外侧，或检查者将手放在患者患侧脚踝的内侧，让其触碰。

2. Ⅱ期评定方法

检查体位：建议卧位，通过触摸肌肉有无随意收缩（但不引起关节活动）、能否引出共同运动进行评估。

上肢：①建议指导语："请用你的手（患侧）摸嘴巴（或耳朵）"，同时触摸患侧胸大肌有无收缩。②建议指导语："请用你的手（健侧）用力往上推我的手"，检查者一只手对患者健侧上肢前推抗阻，另一只手检查患侧胸大肌有无收缩（图 1-3-1）。

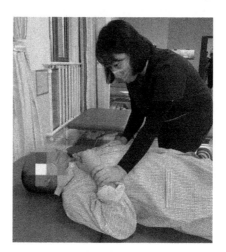

图 1-3-1　上肢检查

手：建议指导语："请将手握起来"，让患者做集团屈曲动作，观察手的活动。

下肢：①建议指导语："请用你的脚（患侧）碰碰我的手"，检查者手放在患者患侧脚踝的内侧，让其触碰，同时触摸患侧内收肌有无收缩。②建议指导语："请用你的腿（健侧）用力往里夹我的手"，检查者一只手对患者健侧下肢内收抗阻，另一只手检查患侧大腿内收肌有无收缩（图 1-3-2）。

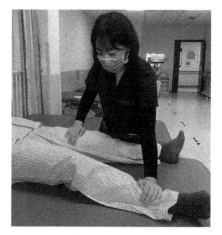

图 1-3-2　下肢检查

3. Ⅲ期评定方法

检查体位：坐位、站立位，通过观察上下肢共同运动的情况及手的活动来进行评估（只要随意引出肉眼可见的共同运动，即使动作不充分，也可认为功能进入Ⅲ期。）。

上肢：①取坐位，建议指导语："请用你的手（患侧）摸嘴巴（或耳朵）"（图1-3-3）。②取坐位，检查者的手掌放在患者双膝之间，建议指导语："请用你的手（患侧）摸我的手掌"（图1-3-4）。

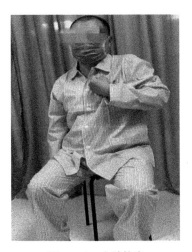 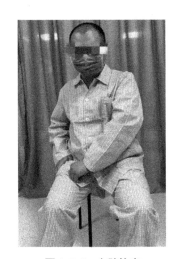

图1-3-3　上肢检查　　　　图1-3-4　上肢检查

手：建议指导语："请像我一样，将手握起来"。

下肢：坐位或站立位时，建议指导语："请把你的下肢（患侧）像我一样屈起"，检查患者患侧下肢是否有髋、膝、踝的共同屈曲。

4. Ⅳ期评定方法

检查体位：建议坐位。建议满足Ⅳ期动作后需继续查Ⅴ期动作，并类推。分别检测上肢、手、下肢功能时，即使动作不充分，只要出现动作之一，即可认为进入IV期。

上肢：①建议指导语："请夹紧肘部（患侧），然后手掌像我这样上下翻转"（图1-3-5）。②建议指导语："保持你的肘部伸直，慢慢抬起你的上肢"（图1-3-6）。③建议指导语："用你的手摸一下你的腰骶"（图1-3-7）。

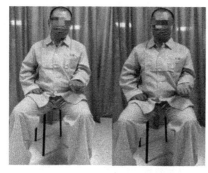

图1-3-5 上肢检查

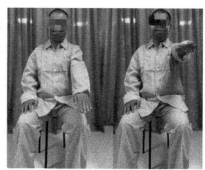

图1-3-6 上肢检查

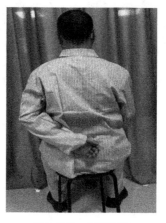

图1-3-7 上肢检查

手：①建议指导语："像我这样拇指向示指并拢，然后松开"。②建议指导语："把手掌尽量伸开"。

下肢：①建议指导语："像我一样坐好，把脚往后滑动"

（图 1-3-8）。②建议指导语："把脚背抬起来，脚跟不能抬起"
（图 1-3-9）。

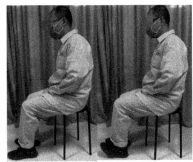

图 1-3-8　下肢检查　　　　图 1-3-9　下肢检查

5. V 期评定方法

　　检查体位：坐位及站立位，分别检测上肢、手、下肢功能时，能完成动作之一，且动作必须充分，才可认为进入 V 期。

　　上肢：①建议指导语："像我一样掌心朝下、肘部伸直，把上肢从侧面抬起来"（图 1-3-10）。②建议指导语："保持你的肘部伸直，把上肢高举过头"（图 1-3-11）。③建议指导语："保持肘部伸直、把上肢抬起来，然后掌心上下翻转"（图 1-3-12）。

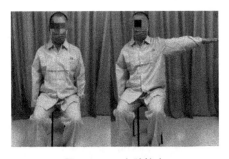

图 1-3-10　上肢检查

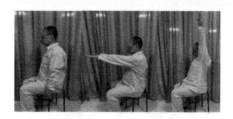

图 1-3-11 上肢检查

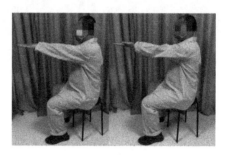

图 1-3-12 上肢检查

手：①建议指导语："手掌像我这样像抓球或抓圆柱形"。②建议指导语："把手掌尽量伸开"。

下肢：①建议指导语："像我这样站着，把膝盖弯起来，注意不能屈髋关节"（图 1-3-13）。②建议指导语："保持膝关节伸直，脚向前迈一小步，然后把脚背抬起来"（图 1-3-14）。

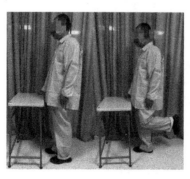

图 1-3-13 下肢检查

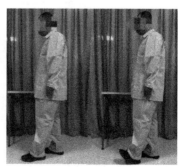

图 1-3-14 下肢检查

6. VI期评定方法

检查体位：坐位及站立位，分别检测上肢、手、下肢功能时，能完成动作之一，且动作必须充分，才可认为进入VI期。

上肢：建议指导语："像我一样，把刚才的三个动作尽快做一遍"。

手：①建议指导语："像我一样，手做各种抓握动作"。②建议指导语："各个手指像我一样伸展及活动"。

下肢：①建议指导语："站住了，可以扶着桌子，然后把腿往外撇"（图1-3-15）。②建议指导语："坐好，像我一样把小腿及脚往内、外翻"（图1-3-16）。

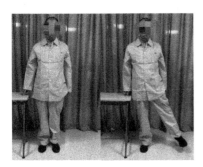

图1-3-15 下肢检查

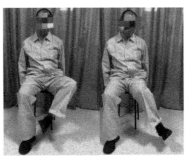

图1-3-16 下肢检查

参考文献

1. 张玉梅，宋鲁平.康复评定常用量表.北京：科学技术文献出版社，2018：7-10.

2. Brunnstrom S . Recovery stages and evaluation procedures： movement therapy in hemiplegia： a neurophysiological approach. 1970.

3. Brunnstrom S. Motor testing procedures in hemiplegia： based on sequential recovery stages. Phys Ther，1966，46（4）：357-375.

撰写：刘艳君　闫红娇　姚江涛

审校：刘长彬

第四节 改良 Ashworth 量表

 量表来源

改良 Ashworth 量表是目前常用于评定肌张力升高、肌肉痉挛程度的临床工具。肌痉挛是指与肌张力升高相关的肌肉伸展反射，是由牵张反射的高兴奋性所致，以速度依赖的紧张性牵张反射增强伴腱反射亢进为特征，是上运动神经元损伤的一种表现，痉挛有多种病因，包括脑损伤、卒中、脑瘫、多发性硬化、外伤和脊髓损伤等。痉挛发病率高，在一项研究中，发现 42.6% 的卒中患者出现痉挛，15.6% 的卒中患者出现严重痉挛。另一项关于脑性瘫痪患者痉挛发生率的研究发现，90% 的受试者中存在不同的痉挛亚型。一方面，痉挛可对患者生活产生严重影响，如引起疼痛、挛缩，影响康复训练及进程，影响日常生活活动能力，增加心理及经济负担；另一方面，痉挛对四肢无力的患者是有帮助的，尤其是下肢无力的患者，因为痉挛能使患者在较少的帮助下转移或走动。因此，对痉挛的评估是重要的，医务工作者可以通过对痉挛的评估确定治疗是否有效。

1964 年，Bryan Ashworth 发表了 Ashworth 量表，来评估多发性硬化患者的肢体痉挛程度，最初的 Ashworth 量表是一个 5 级的数值量表，将不同的肌肉痉挛程度从 0 级到 4 级进行分级，逐级递增。0 级表示被动活动肢体时，在全范围内均无阻力，4 级表示在被动屈伸动作时肢体明显僵硬。1987 年，Bohannon 和 Smith 对 Ashworth 量表进行了改良，在该量表上增加了 1+ 级，以提高量表的灵敏度，称为改良 Ashworth 量表。改良 Ashworth

量表作为一种测量痉挛程度的方法，目前已被广泛应用于临床实践和研究中。

 具体量表

Ashworth 量表与改良 Ashworth 量表具体如下（表 1-4-1 ）。

表 1-4-1　Ashworth 量表与改良 Ashworth 量表

等级	标准
0	肌张力不增加，被动活动患侧肢体在整个范围内均无阻力
1	肌张力稍增加，被动活动患侧肢体到终末端时有轻微的阻力
1+	肌张力稍增加，被动活动患侧肢体时在前 1/2 关节活动度中有轻微的"卡住"感觉，后 1/2 关节活动度中有轻微的阻力
2	肌张力轻度增加，被动活动患侧肢体在大部分关节活动度内均有阻力，但仍可以活动
3	肌张力中度增加，被动活动患侧肢体在整个关节活动度内均有阻力，活动比较困难
4	肌张力高度增加，患侧肢体僵硬，阻力更大，被动活动十分困难

注：没有 1+ 即是 Ashworth 量表。

 评定标准

改良 Ashworth 量表评定方法举例如下（表 1-4-2 ）。

表 1-4-2　改良 Ashworth 量表评定方法举例

肌肉	患者体位	评定者操作方法
屈肘肌	坐位，肩关节和前臂处于中立，手处于功能位；近端肢体水平放置于检查桌上	评定者一只手于患者胸部近侧，握住其前臂远端，在 1 秒左右使肘关节从完全屈肘位被动运动至完全伸肘位；整个过程保持用力均匀

肌肉	患者体位	评定者操作方法
屈腕肌	患者体位同上，远端肢体处于垂直位	评定者一手于患者腕关节近侧固定其前臂远端，另一只手于患者掌指关节近侧握住患者的手进行被动运动，伸腕和旋腕的力度不变。在 1 秒左右使患者腕关节从完全屈曲被动运动到完全伸展；整个过程保持用力均匀
股四头肌	侧卧，最大限度地伸髋伸膝，头和躯干保持在一条直线	必要时，可在髋关节后方放一个枕头来固定患者。评定者站在患者后方，一手于膝关节近侧置于大腿侧面以固定股骨，另一只手置于踝关节近端，在 1 秒左右使患者膝关节从最大伸展被动运动至最大屈曲位

　　需注意的是，进行改良 Ashworth 评估需要在合适的环境下进行（室温 22～24℃），提前取得患者合作，解除被测肢体衣物限制，注意体位摆放：坐位平衡不好的患者最好采取卧位，下肢评估则取侧卧位排除重力干扰，测试时患者必须放松。而当受试者存在以下情况时，禁用改良 Ashworth 量表：①骨折未愈合又未作内固定；②急性渗出性滑膜炎；③严重疼痛；④关节活动范围极度受限；⑤急性扭伤；⑥骨关节肿瘤等。评定时首先要观察躯干或肢体的异常姿态，检查受检肌群在放松、静止状态下的肌张力状态，再将被测肢体进行全范围匀速被动活动，约 1 秒内完成（通过数"一千零一"来衡量），经测试，中文操作者用默读"一千零一"替代"1 秒"，经练习后，可以在约 1 秒时间内完成。如仅进行一次检查，检查者可能难以评分。因此，每一个运动应重复三次，在重复三次后，检查者对感受到的阻力进行评分，且应注意一个肌群最多重复运动三次。

记录方式

肌张力评定表(改良 Ashworth 量表)记录方式如下(表1-4-3)。

表 1-4-3　肌张力评定表（改良 Ashworth 量表）

上肢	月　日 （早期）	月　日 （中期）	月　日 （末期）	下肢	月　日 （早期）	月　日 （中期）	月　日 （末期）
胸大肌				屈髋			
肩前屈				伸髋			
肩外展				髋内收			
屈肘				髋外展			
伸肘				髋内旋			
前臂旋前				髋外旋			
前臂旋后				伸膝			
屈腕				屈膝			
伸腕				踝背伸			
屈指				踝跖屈			
伸指							

注：如为双侧功能障碍，则以（左／右）形式记录。

 量表研究进展

改良 Ashworth 量表是一种肌张力评估量表，用于评估肢体在被动活动范围中所经历的阻力，不需要任何仪器，并且评估速度较快，是目前临床评估肢体痉挛的金标准。由于改良 Ashworth 量表应用于临床的简便性，且可以测量药物治疗和康复治疗的疗效，在临床实践中应用广泛。同时，改良 Ashworth 量表也是目前衡量新评估工具的金标准。

但是，尽管改良 Ashworth 量表应用广泛，却也不乏质疑者，质疑主要集中在评定者间和评定者内部的信度，以及利用改良 Ashworth 量表评估上肢与下肢的信度是否不同方面。

一项 Meta 分析纳入 33 项研究，研究目的为测试改良 Ashworth 量表在评定上肢及下肢方面的信度，以及哪些研究特征可影响改良 Ashworth 量表评分的信度。结果提示改良 Ashworth 量表评分在评定者之间和内部的一致性是令人满意的，且改良 Ashworth 量表在测量上肢的痉挛度时比下肢表现出更好的可靠性，在下肢和上肢中，研究设计的类型、研究重点和评定者数量不同与改良 Ashworth 量表评分一致性改变具有统计学意义。一项 2022 年发表的新研究，探讨了改良 Ashworth 量表在评估痉挛性脑瘫患儿下肢痉挛时评定者间和评定者内部的信度，该研究纳入 15 名儿童，由 2 名康复师对儿童髋关节内收肌、膝关节伸肌和踝关节足底屈肌的痉挛程度进行评分，平均间隔 7 天后，每名儿童再由另一名物理治疗师进行检查，来测试评定者的内部可靠性。结果显示评定者间和评定者内部的 ICC 值均较高，提示改良 Ashworth 量表对脑瘫患儿下肢肌肉痉挛的评估具有良好的可靠性，但由于样本量小，置信区间值范围大，结论仍需验证。另一项加拿大研究纳入了 20 例慢性脊髓损伤患者，记录其髋关节外展肌、髋关节内收肌、膝关节屈伸肌、踝跖屈肌和背屈肌的改良 Ashworth 量表评分，由 2 名评定者在同一天的同一时间进行评估，测量慢性脊髓损伤患者下肢改良 Ashworth 量表评分的评定者内部、评定者间的可靠性。结果显示评定者内部的信度近乎完美，但评定者间的信度存在差异。

2022 年发表了一项研究，目的为确定与脑卒中后出现不良行走能力相对应的改良 Ashworth 量表的最佳临界值，研究对

21 例脑卒中患者足底屈肌痉挛水平、10 米步行试验、"起立 – 行走"计时测试（time up and go test，TUGT）和 5 次坐立结果进行评估，并评估改良 Ashworth 量表与各量表之间的相关性，并通过受试者工作特征曲线（receiver operating characteristic curve，简称 ROC 曲线），评估最佳临界值、灵敏度和特异性。研究结果提示改良 Ashworth 量表与 10 米步行试验、TUGT 之间均存在显著相关，对应优良的 TUGT 结果。研究认为对于改良 Ashworth 量表评分≤ 2 级的人群，努力降低其足底屈肌的痉挛程度可能增加其行走速度。此结论仍需多中心大样本量的实验验证。

也有其他评估痉挛的量表被提出和使用，主要分为三类，即临床方法、生物力学方法和电生理方法，包括改良的 Tardieu 分级、改良 Ashworth 分级、钟摆试验、肌张力计、表面肌电图等。其中很常用的是改良 Tardieu 量表，既往一些研究对于这两种量表的信度做出了对比，但结论并不完全一致。一项研究评价改良 Tardieu 量表和改良 Ashworth 量表在脑卒中后偏瘫患者中的测试 – 重测信度和评定者间的信度，纳入了 51 例脑卒中后偏瘫患者，采用改良 Tardieu 量表和改良 Ashworth 量表两种量表评定受累的肘屈肌和足踝屈肌。结果显示改良 Ashworth 量表在痉挛 / 肌张力测量方面，拥有中度至优秀的重测信度和评分间信度，改良 Ashworth 量表在肘屈肌评分中的一致性高于足底屈肌评分，而改良 Tardieu 量表对于角度测量的可靠性不够。Numanoglu 等的另一项研究观察 37 例脑瘫患儿的痉挛程度，发现使用改良 Ashworth 量表评估的患儿内信度为"低平均"，而使用改良 Tardieu 量表评估的患儿内信度为"平均 – 优秀"。结论的不一致可能与受试者不同有关。

老年常见运动功能量表评定规范解析

[1] MESEGUER-HENAREJOS A，SÁNCHEZ-MECA J，LÓPEZ-PINA J，et al. Inter- and intra-rater reliability of the Modified Ashworth Scale： a systematic review and meta-analysis. Eur J Phys Rehabil Med，2018，54（4）：576-590.

[2] ASHWORTH B. Preliminary trial of carisoprodol in multiple sclerosis. The Practitioner，1964：192，540-542.

[3] BOHANNON R，SMITH M. Interrater reliability of a modified ashworth scale of muscle spasticity. Phys Ther，1987，67（2）：206-207.

[4] ANSARI N，RAHIMI M，NAGHDI S，et al. Inter-and intra-rater reliability of the modified modified ashworth scale in the assessment of muscle spasticity in cerebral palsy： a preliminary study. J Pediatr Rehabil Med，2022，15（1）：151-158.

[5] ZURAWSKI E，BEHM K，DUNLAP C，et al. Interrater reliability of the modified ashworth scale with standardized movement speeds： a pilot study. Physiotherapy Canada，2019，71（4）：348-354.

[6] FREIRE B，BOCHEHIN DO VALLE M，LANFERDINI F，et al. Cut-off score of the modified ashworth scale corresponding to walking ability and functional mobility in individuals with chronic stroke. Disabil Rehabil，2022：1-5.

[7] LI F，WU Y，LI X. Test-retest reliability and inter-rater reliability of the Modified Tardieu Scale and the Modified Ashworth Scale in hemiplegic patients with stroke. Eur J Phys Rehabil Med，2014，50（1）：9-15.

[8] NUMANOĞLU A，GÜNEL M. Intraobserver reliability of modified Ashworth scale and modified Tardieu scale in the assessment of spasticity in children with cerebral palsy. Acta Orthop Traumatol Turc，2012，46（3）：196-200.

撰写：张玮艺

审校：刘长彬

点评：张婧

第五节　Fugl-Meyer 运动量表评定

 介绍

1. 测评方式

由医师、康复师或经过专业培训有测试经验的人员施测；对每个患者实行个体测试。

2. 量表介绍

Fugl-Meyer 评估法（Fugl-Meyer assessment scale，FMA）是 Fugl-Meyer 等在 Brunnstrom 量表 6 级功能分期的基础上进一步量化精确发展而来，是专门为脑卒中患者设计的运动功能评估方法。涵盖了运动、感觉、平衡、关节活动度和疼痛五个领域的内容，包含了 113 个评估项目，各单项评分全部完成为 2 分，部分完成为 1 分，不能完成为 0 分，满分为 226 分。其中运动功能积分为 100 分（上肢 66 分，下肢 34 分），平衡 14 分，感觉 24 分，关节活动度 44 分，疼痛 44 分，测试者可以根据受试者最后的评分对其运动障碍严重程度进行评定。常用的简化 Fugl-Meyer 评价法（总分 100 分，上肢 66 分，下肢 34 分）只评定肢体运动功能。

3. 适用人群

偏瘫患者。

老年常见运动功能量表评定规范解析

 使用指南

<50 分：Ⅰ级，严重运动障碍；

50～84 分：Ⅱ级，明显运动障碍；

85～95 分：Ⅲ级，中度运动障碍；

96～99 分：Ⅳ级，轻度运动障碍。

 局限性

该量表适用于中等运动功能水平的患者（Brunnstrom 分期Ⅲ～Ⅴ级），而对于其他功能水平的患者则容易出现地板效应和天花板效应，此外，对指定动作的完成程度方面的评价存在主观因素的影响。

 具体量表

Fugl-Meyer 运动量表内容如下（表 1-5-1）。

表 1-5-1　Fugl-Meyer 运动量表

部位	运动功能检查	评分标准	得分
上肢（坐位）			
Ⅰ反射活动	肱二头肌	0分：不能引出反射活动 2分：能够引出反射活动	
	肱三头肌		
Ⅱ屈肌协同运动	肩上提	0分：完全不能进行 1分：部分完成 2分：无停顿充分完成	
	肩后缩		
	肩外展（至少 90°）		
	肩外旋		
	肘屈曲		
	前臂旋后		

（续表）

部位	运动功能检查	评分标准	得分
Ⅲ伸肌协同运动	肩内收、内旋	0分：完全不能进行	
	肘伸展	1分：部分完成	
	前臂旋前	2分：无停顿充分完成	
Ⅳ伴有协同运动的活动	手触腰椎	0分：没有明显活动 1分：手仅可向后越过髂前上棘 2分：能顺利进行	
	肩关节屈曲90°，肘关节伸直	0分：开始时手臂立即外展或肘关节屈曲 1分：在接近规定位置时肩关节外展或肘关节屈曲 2分：能顺利充分进行	
	肩关节0°，屈肘90°，前臂旋前、旋后	0分：不能屈肘或前臂不能旋前 1分：肩、肘位正确，基本上能旋前、旋后 2分：顺利完成	
Ⅴ脱离协同运动的活动	肩关节外展90°，肘伸直，前臂旋前	0分：开始时肘就屈曲，前臂偏离方向，不能旋前 1分：可部分完成此动作或在活动时肘关节屈曲或前臂不能旋前 2分：顺利完成	
	肩关节前屈举臂过头，肘伸直，前臂中立位	0分：开始时肘关节屈曲或肩关节发生外展 1分：肩屈曲中途肘关节屈曲、肩关节外展 2分：顺利完成	
	肩屈曲30°～90°，肘伸直，前臂旋前旋后	0分：前臂旋前旋后完全不能进行或肩肘位不正确 1分：肩、肘位置正确，基本上能完成旋前旋后 2分：顺利完成	

47

第一章 运动功能评定

老年常见运动功能量表评定规范解析

部位	运动功能检查	评分标准	得分
Ⅵ反射亢进	检查肱二头肌、肱三头肌和指屈肌三种反射	0分：至少2～3个反射明显亢进 1分：1个反射明显亢进或至少2个反射活跃 2分：反射活跃不超过1个且无反射亢进	
腕			
Ⅶ腕稳定性	肩0°，屈肘90°时，腕背屈	0分：不能背屈腕关节达15° 1分：可完成腕背屈，但不能抗阻 2分：施加轻微阻力仍可保持腕背屈	
	肩0°，屈肘90°，腕屈伸	0分：不能随意屈伸 1分：不能在全关节范围内活动腕关节 2分：能平滑地不停顿地进行	
	肘伸直，肩前屈30°时，腕背屈	评分同（1）项	
	肘伸直，肩前屈30°时，腕屈伸	评分同（2）项	
	腕环行运动	0分：不能进行 1分：活动费力或不完全 2分：正常进行	

部位	运动功能检查	评分标准	得分
手			
Ⅷ手运动	集团屈曲	0分：不能屈曲 1分：能屈曲但不充分 2分：能完全主动屈曲	
	集团伸展	0分：不能伸 1分：能放松主动屈曲的手指 2分：能充分主动伸展	
	钩状抓握：掌指关节伸展且近端和远端指间关节屈曲，检测抗阻握力	0分：不能保持要求位置 1分：握力微弱 2分：能够抵抗相当大的阻力	
	捏握：所有关节于0位时，拇指内收	0分：不能进行 1分：能用拇指捏住一张纸，但不能抵抗拉力 2分：可牢牢捏住纸	
	对捏：拇示指可夹住一支铅笔	0分：完全不能 1分：捏力微弱 2分：能抵抗相当的阻力	
	圆柱状抓握：能握住一个圆筒物体	评分方法同（3）	
	球形抓握：抓握球形物体，如网球	评分方法同（3）	
Ⅸ协调能力与速度（手指指鼻试验连续5次）	震颤	0分：明显震颤 1分：轻度震颤 2分：无震颤	
	辨距障碍	0分：明显的或不规则的辨距障碍 1分：轻度的或规则的辨距障碍 2分：无辨距障碍	
	速度	0分：较健侧慢6秒 1分：较健侧慢2～5秒 2分：两侧差别少于2秒	

老年常见运动功能量表评定规范解析

部位	运动功能检查	评分标准	得分
下肢（仰卧位）			
Ⅰ反射活动	跟腱反射	0分：无反射活动 2分：反射活动	
	膝腱反射		
ⅡA屈肌协同运动	髋关节屈曲	0分：不能进行 1分：部分进行 2分：充分进行	
	膝关节屈曲		
	踝关节屈曲		
ⅡB伸肌协同运动（抗阻运动）	髋关节伸展	0分：没有运动 1分：微弱运动 2分：几乎与对侧相同	
	髋关节内收		
	膝关节伸展		
	踝关节跖屈		
下肢（坐位）			
Ⅲ伴有协同运动的活动	膝关节屈曲	0分：无主动活动 1分：膝关节能从微伸位屈曲但不能超过90° 2分：膝关节屈曲大于90°	
	踝关节背屈	0分：不能主动背屈 1分：主动屈曲不完全 2分：正常背屈	
下肢（站位）			
Ⅳ脱离协同运动的活动	膝关节屈曲	0分：在髋关节伸展位不能屈膝 1分：髋关节不屈，膝能屈曲但小于90°，或屈膝时髋关节屈曲 2分：能自如运动	
	踝关节背屈	0分：不能主动活动 1分：能部分背屈 2分：能充分背屈	

部位	运动功能检查	评分标准	得分
下肢（仰卧）			
V反射亢进	检查跟腱、膝和膝屈肌三种反射	0分：2～3个反射明显亢进	
		1分：1个反射亢进或至少2个反射活跃	
		2分：不超过1个反射活跃且无反射亢进	
VI协调能力和速度（跟膝胫试验快速连续重复5次）	震颤	0分：明显震颤	
		1分：轻度震颤	
		2分：无震颤	
	辨距障碍	0分：明显不规则的辨距障碍	
		1分：轻度规则的辨距障碍	
		2分：无辨距障碍	
	速度	0分：较健侧慢6秒	
		1分：较健侧慢2～5秒	
		2分：两侧差别少于2秒	

参考文献

[1] GLADSTONE D J，DANELLS C J，BLACK S E. The fugl-meyer assessment of motor recovery after stroke：a critical review of its measurement properties. Neurorehabilitation and Neural Repair，2002，16（3）：232-240.

[2] 卢赛瑶. Fugl-Meyer 量表在脑卒中康复评定中的应用分析. 临床医药文献电子杂志，2016，3（11）：2032-2034.

撰写：苑梓楠
审校：于惠贤
点评：曲庆明

第六节 Bobath 评定与治疗

 概念

　　1984 年在伦敦 Bobath 中心成立了国际 Bobath 治疗指导者协会（International Bobath Instructors Training Association，IBITA）。经过了约 8 年的不断讨论，协会将 Bobath 概念（The Bobath Concept）定义为："Bobath 疗法是一种结合中枢神经系统病理学的基础发展起来的，为每位患者造福的治疗与康复手段。此疗法可以广泛应用于成人及儿童的治疗领域。"2005 年，IBITA 进一步将定义简化为："Bobath 概念是，针对中枢神经系统（central nervous system，CNS）损伤引起的功能、运动和姿势控制障碍的患者，进行逐案评价与治疗的一种问题解决法。治疗中通过治疗师与患者之间的沟通互动，以促通手段使其身体功能得到进一步改善。"

　　治疗机制：Bobath 技术作为经典的神经发育疗法（neuro-developmental therapy，NDT），其理论基础为神经可塑性理论。该理论认为中枢神经系统是可塑的，损伤后的神经元不可再生，但神经系统皮质代表区会发生修饰，这种修饰使损伤神经的结构和功能得以代偿，同时神经系统的自我修饰也会因训练和技巧的获得而实现，神经系统在结构和功能上修饰自身以适应环境的特性称为可塑，Bobath 技术通过运动训练刺激患者身体内感受器，使这种神经系统的修饰得以强化，最终恢复人体所丧失的功能，以达到康复的目的。

发展

20世纪50年代英国的物理治疗师 Berta Bobath 和其丈夫神经学家 Karel Bobath 提出 Bobath 理论。后来他们将中枢神经疾病患者的"过紧张"赋予新的观念，提出了反射抑制姿势及其理论说明。1970年，Berta Bobath 提倡不束缚整体姿势，而是治疗局部异常的同时进行关键点控制，以促进患者的自发性（主动）运动。1985年 Berta Bobath 从重视患者个人能力的观点出发，提出：治疗师应先从观察患者的能力开始，边治疗边找出患者的各种障碍及诱因。通过观察患者的姿势模式与运动模式，来确认其躯干控制能力、头部控制能力、四肢的支持性、动态平衡能力等。1971年 Berta Bobath 出版了《偏瘫的评定与治疗》，总结了经过大量患者疗效验证的经验积累，书中以主动运动时运动的质量及平衡和自发性保护反应作为基础设计了成人偏瘫运动模式检查表，它包括最初评定表和运动活动检查表两大部分，通过前者的评定了解患者的主要问题，分析患者的潜能是制订治疗计划的基础，通过后者的评定可观察治疗进展情况。经过再版、更新，书中逐渐加入了对治疗技术进行了说明及治疗方法的新发展，如强调患者要与治疗师紧密配合，发挥自身的主观能动性；脊柱连结肩胛骨与骨盆，脊柱的活动性在很大程度上影响着上肢、下肢的肌张力；患者躯干的主动运动在治疗里面起着重要作用。治疗方法的另一发展，是删去了与日常生活没有直接联系的练习动作，并提倡在治疗中再现日常生活里的部分场面，并在日常生活中通过实地练习达到患者再学习的目的（24小时管理的概念）。

1990年之前以 Bobath 夫妇思想理论体系下为指导的 Bobath 技术称为经典的 Bobath 技术。随着 CT、MRI 等影像系统的革新与发展，Bobath 等理论也随之蓬勃发展。1990年 Bobath 的第三

第一章　运动功能评定

代继承人 Margret Mayston 女士通过分析 Bobath 技术临床治疗成就将反射抑制性运动模式替换为肌张力调整模式，并强调指出非神经学方面和神经学方面的改善同等重要。这标志着 Bobath 技术的发展进入了新时代，在这之后的 Bobath 技术称为新 Bobath 技术。

 训练原则

Bobath 的训练原则主要包括以下几个方面。

1. 控制关键点

关键点是指人体的某些特定部位，对人体的其他部位或肢体的肌张力有重要影响，如头部、躯干、肩峰、髂前上棘、上下肢的拇指等。康复治疗师用 Bobath 技术特有的手法来控制这些关键点用以调整相应部位的肌张力和异常的姿势，改善异常从而促通正常。对关键点的控制是 Bobath 技术相较于其他神经发育疗法的特有的手法操作，在 Bobath 看来关键点控制是否得当直接影响到治疗效果，研究表示通过控制不同关键点可以达到不同的康复效果。

2. 遵循发育顺序

Bobath 夫妇认为治疗计划的制订需要按照运动的发育顺序，以患者每个阶段的运动水平作为考量。具体的发育顺序一般是从卧位到坐位、立位；具体顺序应遵循：抬头、翻身、肘支撑位、手支撑位、爬行、坐位、手膝跪位、双膝跪位、立位。在治疗中首先确定患者的发育水平，强化已经存在的运动形式，促通未获得的运动形式，特别注意头颈的运动，其次是躯干，最后是四肢。按发育顺序对患者进行治疗有利于加强患者对获得和未获得的运动模式之间的联系，同时也有利于下一步康复活动的开展。

3. 抑制促通原则

Bobath 夫妇所提倡的反射抑制性运动模式是 Bobath 技术的指导原则之一，这种模式通过抑制异常的姿势和运动，改变错误的运动模式促通正常的姿势反射，加强神经系统对人体的控制，使人体各关节生理运动的协作趋于正常。在这个过程中，Bobath 技术强调患者的主动控制能力与正常运动模式的建立。治疗师通过对患者各运动姿势进行评定找出患者正常情况下不应出现的各种反射活动和姿势运动抑制，找到正常情况下应出现却消失的反射活动和姿势运动加以促通，通过这种方式刺激患者身体内的感受器（兴奋和抑制）使信息的传递过程在中枢内趋于正常。

4. 强调患者学习运动的感觉

Bobath 技术认为丧失的运动能力可以通过后天学习和训练再次获得。通过反复的运动训练使患者获得正常的运动感觉，也是所有神经发育疗法的治疗宗旨。治疗师评定患者存在的功能障碍制订合理的治疗计划，这些有目的的治疗活动促使患者在运动学习中对正常感觉再获得，加强患者对自身的整体控制，有利于患者正常运动模式的再建立，这对中枢神经系统损伤患者的康复有很大帮助。治疗师常常通过位置反应、关节负重、保持反应、拍打等刺激本体感受器和体表感受器。

 Bobath 量表

Bobath 评价对运动功能的评价主要在于姿势张力和运动模式，认为姿势张力的改变和运动的不协调是运动功能障碍的基本原因，而肌力和关节活动度的改变是继发于前者的。该方法不单独评价痉挛，通过评价运动模式就能充分反映患者的情况。Bobath 评价法的最大特点是检测本身就是治疗的一部分，

是将评价与治疗融为一体的一种评价方法。量表具体内容见表
1-6-1 至表 1-6-9。

表 1-6-1　最初评定

项目
患者姓名：＿＿＿＿＿＿＿　年龄：＿＿＿＿＿＿＿　职业： 住址： 诊断： 检测日期： 发病日期：
1. 患者一般情况： 神志清醒、查体合作、表情淡漠、情感低落、抑郁、攻击行为、欣快、情绪不稳定 **2. 健康状况（可酌情详略）：** a.高血压病、心脏功能不全、呼吸系统疾病、头晕、乏力等 b.患者肢体循环障碍-深部血管栓塞、膝肿胀、手、掌指关节、僵硬肿胀 **3. 患者能做什么？** 是否能用躯干保持平衡？是否用健侧做所有的活动？没有他人照顾是否有不安全感？ **4. 患侧能做什么？** a.患者是否需要三脚手杖、拐杖、手杖、短带、吊带？是否用普通手杖学习行走？ b.上肢、手、下肢和足是否有进一步恢复的可能？是否在自然恢复阶段？平衡如何？ c.能使用患臂吗？能使用患手吗？有联合反应存在？有否言语功能？有理解障碍吗？ d.能阅读和书写吗？左利手还是右利手？ **5. 感觉状况：** 上肢、手、下肢、足的触、压、温觉、关节位置觉、运动辨别觉、实体觉等 **6. 张力：** 有否张力过低？有否张力增高、痉挛？何部位有张力改变？ 7.治疗的首要目标是什么？ 8.在这个阶段患者应为恢复哪些功能做准备？ 9.最终哪些功能会受限？ 10.在无帮助的情况下患者能做什么？ 11.治疗师在治疗中将做哪些工作？

注：应在不同的体位下检测，具有哪种情况在其下方画一横线。

表 1-6-2　上肢和肩胛带运动模式的质量检查表（一）

上肢和肩胛带的运动模式质量检查	卧位		坐位		站位	
	是	否	是	否	是	否
一级 1. 在上肢摆放到伸展上举位时，患者是否能保持这个姿势 　是否伴有内旋 　是否伴有外旋 2. 患者是否能把伸展的上肢从上举位降到水平位，然后再上举 　从前方向下 　从侧方向下 　是否伴有内旋 　是否伴有外旋 3. 患者是否能把外展的上肢降到体侧，然后再复原位 　是否伴有内旋 　是否伴有外旋						
二级 1. 患者能否抬起患臂触摸健肩 　用手掌 　用手背 2. 患者能否在上举患臂时曲肘 　触摸头顶 　是否旋前 　是否旋后 3. 患者能否于双肩关节外展时，双手交叉于枕后 　是否屈腕 　是否伸腕						
三级 1. 患者前臂和腕是否能旋后 　不伴有患侧躯干侧屈 　同时伴有屈肘和屈指 　同时伴有伸肘和伸指 2. 患者能否在前臂旋前时肩关节不内收 3. 患者是否能外旋伸展上肢 　在水平外展位 　在体侧 　在上举位 4. 患者能否在前臂旋后时屈伸肘关节，去摸同侧肩部 　从上肢在体侧开始 　从上肢水平外展位开始						

表 1-6-3　腕和指运动模式的质量检查表（二）

腕和指运动模式质量检查	是	否
一级		
患者能否把手放在面前的桌子上		
坐在床上侧身将手放上		
伴有五指内收		
伴有五指外展		
二级		
患者能否张开手拿东西		
伴有屈腕		
伴有伸腕		
伴有旋前		
伴有旋后		
伴有五指内收		
伴有五指外展		
三级		
1. 患者能否握拳然后再张开五指		
伴有屈肘		
伴有伸肘		
伴有旋后		
伴有旋前		
2. 患者能否活动单个手指		
拇指		
食指		
中、环指		
小指		
3. 患者能否做对指		
拇指与食指		
拇指与中指		
拇指与小指		

表 1-6-4　髋、下肢和足运动模式的质量检查表（一）

髋、下肢和足的运动模式质量检查	俯卧位检查	
	是	否
一级 　患者能否在屈膝时不伴屈髋 　伴有踝背伸 　伴有踝跖屈 　伴有足内翻 　伴有足外翻 **二级** 　患者能否在两腿伸展、外旋、踝背伸外翻、足跟并拢时俯卧 　摆放这种姿势后能否保持 　治疗师将患腿摆放于内旋位，患者能否外旋使双足并拢 　患腿能否在没有帮助下内外旋转 **三级** 　1. 患者能否在屈双膝至 90° 过程中保持双足跟并拢、接触 　　伴有患足内翻 　　伴有患足外翻 　2. 患者能否在保持患膝屈曲 90° 时做背屈和跖屈 　　伴有患足内翻 　　伴有患足外翻 　　不伴有膝关节运动		

表 1-6-5　髋、下肢和足运动模式的质量检查表（二）

髋、下肢和足的运动模式质量检查	俯卧位检查	
	是	否
一级 　1. 患者能否屈曲患腿 　　伴有健腿屈曲、健足离开床面 　　伴有健腿伸展 　　不伴有患侧上肢屈曲 　2. 患者能否屈髋屈膝，同时在这个过程中保持足不离开床面能 　　否逐渐伸展患腿、足不离开床面 **二级** 　患者能否双足踏住床面做髋部抬起而不伸展患肢（桥式运动） 　能否在健腿不用力时仍保持上述姿势 　能否保持患髋不向下倾斜 　能否在双膝关节内收和外展时保持髋部上述姿势 **三级** 　1. 能否踝背屈 　　能否趾背屈 　　伴有屈腿，脚不离开支撑面 　　伴有伸腿 　　伴有足内翻 　　伴有足外翻 　2. 患者能否躺在治疗床边缘患腿向床下做屈髋（髋关节伸展）		

表 1-6-6　髋、下肢和足运动模式的质量检查表（三）

髋、下肢和足的运动模式质量检查	椅子坐位检查	
	是	否
一级		
1. 脚着地时患腿能否内收、外展		
2. 脚离地时患腿能否内收、外展		
二级		
1. 患者能否抬起患腿放在健侧膝上（不用手）		
2. 患者能否脚跟着地把患足向后移到椅下		
3. 患者把健足放到患足之前能否站起来（不用手扶）		

表 1-6-7　髋、下肢和足运动模式的质量检查表（四）

髋、下肢和足的运动模式质量检查	站位检查	
	是	否
一级		
患者能否双足并拢站立		
二级		
1. 患者能否患腿站立，健腿抬起		
2. 患者能否患腿站立，健腿抬起，然后屈曲患腿		
3. 能否患腿前迈，健腿后跟抬起重心前移		
4. 能否健腿在前，患腿在后并屈膝，脚尖着地		
三级		
1. 患者能否健腿在前负重，患腿在后屈膝抬腿但不伴有屈髋		
伴有足内翻		
伴有足外翻		
2. 患者能否患腿负重站立，健腿迈步		
向前		
向后		
3. 患腿能否站立时健腿负重，患腿向前迈出不伴提髋		
4. 患者能否站立时健腿负重，患腿向后迈出不伴提髋		
5. 患者能否于站立时患足趾背屈		

表 1-6-8　平衡及自发性保护反应检查表（一）

平衡反应	是	否
1. 患者俯卧用前臂支撑 （1）当你推患者的健侧肩部向患侧时，他是否能保持用患侧前臂支撑 （2）患者健侧上肢向前上方抬起如同拿东西一样时，是否能立即将体重转向患侧上肢 （3）患者健手抬起后移、身体转向患侧，用患肢支撑，是否能保持患肢支撑		
2. 患者坐在治疗床边，脚底无支撑 （1）把患者推向患侧，他是否保持垂直坐位 　　是否头向健侧侧屈 　　是否外展健腿 　　是否用患侧前臂支撑 　　是否用患手支撑 （2）向前方推患者 　　患者是否屈患侧髋和膝 　　是否伸展脊柱 　　是否抬头 （3）治疗师将患者屈膝情况下双腿抬起，患者是否保持垂直坐位 　　是否患侧上肢前伸 　　是否用患侧上肢向后支撑		
3. 患者手膝四点位 （1）向患侧推患者 　　是否有健腿外展 　　是否保持四肢支撑 （2）治疗师抬起并握住健侧上肢，患者是否能保持患侧上肢伸展并支撑 （3）抬起患者健腿 　　患者是否保持患腿屈曲并承担体重 （4）抬起患者的健侧上肢和患侧下肢，患者能否保持患侧上肢伸展支撑 （5）抬起患者的患侧上肢和健侧下肢，患者能否保持患侧下肢屈曲支撑位 （6）抬起患者健侧上、下肢，患者是否能把体重移到患侧并保持这个姿势		
4. 患者膝立位 向患侧推患者 　　是否外展健腿 　　是否把头向健侧侧屈		

表 1-6-9　平衡及自发性保护反应检查表（二）

上肢的保护性伸展和支撑的检查	是	否
1.　让患者站在桌前或操作台前，治疗师将患者的健侧上肢向后握住，把患者向前推向桌子方向 　　患者是否患侧上肢前伸 　　是否用拳头支撑自己 　　是否用手支撑 　　是否拇指内收 　　是否拇指外展		
2.　患者面墙而立，离墙一臂距离，健侧上肢被治疗师在其后方握住，患者被推向前 　　患者是否抬起患侧上肢，伸向墙作支撑 　　是否把手放在墙上，手指屈曲，拇指内收 　　是否手指伸开、拇指外展		
3.　患者坐在操作椅上，健侧上肢被治疗师从旁边握住，并被推向患侧 　　患者是否外展患侧上肢并用前臂支撑 　　是否用伸展的上肢支撑 　　是否用拳头支撑 　　是否用手掌支撑 　　是否拇指和其他四指内收 　　是否拇指和其他四指外展		
4.　患者侧身站在墙旁，高墙一臂距离，患侧朝墙，治疗师将患者推向患侧 　　患者是否外展和抬起患侧上肢 　　是否同时带有屈肘 　　是否能伸直时关节摸到墙 　　是否能用拳头顶住墙支撑 　　是否手张开顶住墙支撑 　　是否五指内收 　　是否五指外展		
5.　患者仰卧在地板上，健手放在臂下使之不能使用，治疗师模拟向其头部掷物 　　患者是否活动患侧上肢，保护面部 　　是否伴有患侧上肢屈曲肘关节 　　是否伴有患侧上肢伸直肘关节 　　同时伴有内旋 　　同时伴有外旋 　　手呈握拳状 　　手张开 　　患手能否抓住所掷之物		

使用说明

1. 测评方式

Bobath 量表应由医师、康复师或经过专业培训有测评经验的人员施测；对每个患者要实行个体测试。

2. 量表功能

Bobath 的评定目的主要有 3 个方面：①判断影响正常运动产生的异常肌张力和异常运动模式是否存在及在肢体的分布情况；②确定正常运动反应是否有缺陷，包括躯干和四肢自动的姿势反应和有意识的运动模式；③分析患者完成功能性运动。

模式的能力，包括全身性运动任务和特定的自理、职业和娱乐活动。

3. 适用人群

中枢神经系统损伤的患者，包括脑卒中偏瘫和小儿脑瘫等患者。

4. 临床上常用评估部位

上下肢和手。

撰写：李欣育

审校：郑妍

第七节　上肢动作研究量表

量表来源

上肢动作研究量表（action research arm test，ARAT）是 1981 年 Lyle 基于 Caroll 上肢功能测试（upper extremity function test，UEFT）发展而来，ARAT 主要评估脑卒中后上肢和手的活动能力，测试内容主要包括：将不同大小木块、球或石头抓放到高处；握起水杯倒水，或将不同圆管握起平放至远处；拇指与其他不同手指对指捏起不同大小材质的圆珠放到高处；以及手摸头后部、头顶和嘴巴三个粗大动作。ARAT 是专门评估脑卒中后上肢功能障碍的标准化等级量表，该量表主要评估患者对不同大小、重量及形状的物体的操作能力，具有很高的可靠性和有效性，能够评估卒中后广泛的上肢功能。

量表内容

上肢动作研究量表具体如下（表 1-7-1）。

表 1-7-1　上肢动作研究量表

	评分 1	评分 2	评分 3
抓			
1. 抓一边长 10 cm 的正方体木块（如果得分 =3，则该部分总分 =18，并直接做"握"部分）			
2. 抓一边长 2.5 cm 的正方体木块（如果得分 =0，则该部分总分 =0，并直接做"握"部分）			

	评分 1	评分 2	评分 3
抓			
3. 抓一边长 5 cm 的正方体木块			
4. 抓一边长 7.5 cm 的正方体木块			
5. 抓一直径 7.5 cm 的球			
6. 抓一直径 10 cm × 2.5 cm × 1 cm 的石头			
握			
1. 把一玻璃杯的水倒入另一玻璃杯里（如果得分 =3，则该部分总分 =12，并直接做"捏"部分）			
2. 握 2.25 cm 的管子（如果得分 =0，则该部分总分 =0，并直接做"捏"部分）			
3. 握 1 cm × 16 cm 的管子			
4. 把直径 3.5 cm 的螺帽放在螺钉上			
捏			
1. 用无名指和拇指相对捏起直径 0.6 cm 的小球（如果得分 =3，则该部分总分 =18，并直接做"粗大运动"部分）			
2. 用示指和拇指捏起直径 1.5 cm 的弹子（如果得分 =0，则该部分总分 =0，并直接做"粗大运动"部分）			
3. 用中指和拇指相对捏起直径 0.6 cm 的小球			
4. 用示指和拇指相对捏起直径 0.6 cm 的小球			
5. 用中指和拇指捏起直径 1.5 cm 的弹子			
6. 用无名指和拇指捏起直径 1.5 cm 的弹子			
粗大运动			
1. 把手置于脑后（如果得分 =3，则该部分总分 =9；如果得分 =0，则该部分总分 =0，并结束）			
2. 把手放在头上			
3. 手碰嘴			
总分：			

老年常见运动功能量表评定规范解析

使用指南

ARAT 一共 19 个测试项目，分为四组子量表项目，包括 4 个基本动作：抓、握、捏及粗大运动。其中，"抓"有 6 项测试，"握"有 4 项测试，"捏"有 6 项测试，"粗大动作"有 3 项测试。每项任务的完成质量采用 4 级法（0～3 分），0 分表示无法完成动作，3 分表示可正常完成动作；一侧上肢的评分范围为 0～57 分，分数越高，表示功能越好。通常先测试健侧或者较好的一侧上肢，然后测试患侧或者功能较差的一侧上肢。每个受试者所需的评测时间约 10 分钟。

评定标准

0 分：60 秒内没有相应的动作；

1 分：60 秒内只能操作动作的一部分；

2 分：60 秒内可以完成动作，但完成时间超过 5 秒，和（或）伴有异常姿势；

3 分：5 秒内以正常姿势完成。

参考文献

1. LYLE R C. A performance test for assessment of upper limb function in physical rehabilitation treatment and research. Int J Rehabil Res，1981，4（4）：483-492.

2. YOZBATIRAN N，DER-YEGHIAIAN L，CRAMER S C. A standardized approach to performing the action research arm test. Neurorehabil Neural Repair，2008，22（1）：78-90.

3.   瓮长水，王军，潘小燕，等.上肢动作研究量表在脑卒中患者中的效度.中国康复理论与实践，2008，14（1）：53-54.

4.   赵江莉，毛玉瑢，徐智勤，等.中文版上肢动作研究量表在早期脑梗死患者中的效度.中国康复理论与实践，2019，25（8）：946-955.

撰写：徐浩明

审校：胡安明

第一章　运动功能评定

第八节　Wolf 运动功能测试量表评定方法

 量表来源

Wolf 运动功能测试量表（wolf motor function test，WMFT）主要用来评价脑卒中患者上肢运动功能康复程度，是一项基于实验室的检查。该量表起源于 Emory 运动测试，经过其他实验室的改良，修订形成目前的版本。

原始版本是 Wolf 等为研究强制性运动疗法对脑卒中和脑外伤患者的功能恢复而制定的，通过对单关节、多关节运动和功能性活动计时，以及对运动质量的评估，WMFT 可定量评定卒中患者上肢的运动能力。动作的设计由简单到复杂，包括近端和远端关节，测试动作的质量和动作速度。该量表既可以评定残损也可评价对患者的康复治疗效果。该测试需要一些简单的测试器具、模板（图 1-8-1、图 1-8-2）和必要的培训。

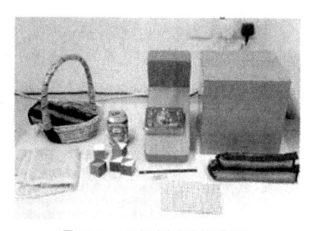

图 1-8-1　Wolf 运动功能测试所需器具

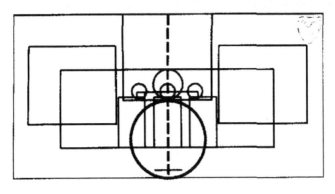

图 1-8-2　Wolf 运动功能测试模板示意

 具体量表

Wolf 运动功能测试量表内容如下（表 1-8-1）。

表 1-8-1　Wolf 运动功能测试量表

项目序号	评定内容	评分（分）
1.	前臂放到侧方的桌子上	0～5
2.	前臂放到侧方桌子的盒子上	0～5
3.	侧方伸肘	0～5
4.	负重侧方伸肘	0～5
5.	手放到前面的桌子上	0～5
6.	手放到前面桌子的盒子上	0～5
7.	手负重放到前面桌子的盒子上	记录公斤数
8.	前伸后回收	0～5
9.	举起易拉罐	0～5
10.	拿起铅笔	0～5
11.	拿起回形针	0～5
12.	堆棋子	0～5

项目序号	评定内容	评分（分）
13.	翻卡片	0～5
14.	握力测试	记录公斤数
15.	旋转锁中的钥匙	0～5
16.	折叠毛巾	0～5
17.	拎起篮子	0～5

 评定标准

WMFT：参照文献共包括 17 个项目，具体评分标准如下。0 分：患者上肢不能产生任何动作；1 分：患者上肢不能参与功能性活动，但可以做出一些尝试性的动作；2 分：患侧上肢能完成任务，但要求健侧上肢给予较少的帮助，或在完成的过程中需要尝试 2 次以上；3 分：患侧上肢能完成任务，但比较慢，比较费力；4 分：患侧上肢完成运动接近正常，但稍微有点慢，可能缺乏准确性、协调性或流畅性；5 分：患侧上肢运动可正常完成。

除第 7 和第 14 项外均需计时，在评定者口语指令"开始"后计时，患者完成动作后计时结束。

 操作细则

1. 最终统计的任务执行时间是所有计时任务所需时间的中位数。因为最终统计的时间是中位数时间，所以每个任务执行时间所占的权重相同。每个任务完成时间限制在 120 秒内。如果评估者觉得受试者不能完成相应任务，可终止此项任务，以免给受试者带来过多的挫败感。若完成时间在 120 秒以内，应如实记录具体时间；若完成时间超过 120 秒，均记录为 120+ 秒。对于第 9 ～ 11 项任务，如受试者完成任务的方式不正确，测试者应允许被测者再次尝试一次，尝试时间为 120 秒。

2. 为了保证测试对象的放置位置标准统一，应该将测试板粘贴到桌面上，以保证模板前缘与桌子前缘齐平。测试板中心应放置在桌子中央。进行每项测试任务前，受试者前臂或手都应放置在模板的指定位置。

3. 椅子的高度约 45.7 cm，坐位下有三种体位要求，每项任务都有相应的体位要求。侧位：椅子侧放，座椅侧边与桌子平行，椅子距离测试模板前缘约 8.5 cm。椅子后腿前缘距离测试模板侧边 6.5 cm。正位：椅子面向桌子测试模板中心。座椅后腿前缘距离桌子边缘大约 60 cm。正位（靠近桌子）：椅子面向桌子测试模板中心。座椅后腿前缘距离桌子边缘大约 36 cm。

4. 测试开始：测试人员口令：预备—开始。

5. 测试开始前受试者需穿宽松上衣，如穿长袖衣衫，需挽起衣袖，使上肢暴露出来。

6. 开始任务前，需告诉受试者，尽量以最快速度完成任务。

7. 任务计时采用秒表。

8. 所有测试环节都应录像记录，后期由临床医师小组成员（对测试前后状态均不了解）盲法对其评估。

9. 摄像机所设置的高度和位置应该能使其获取受试者执行任务时的每个起始位置。此外，拍摄每项任务时，应使用下列拍摄位置之一：①侧位：获取整个身体的视角，受试者紧邻桌子侧坐。录像机三脚架前缘距离桌子侧方约 90 cm，与桌子后缘中点在一条直线上。该视角需获取到受试者完整身体。②侧位（靠近桌子）：上肢测试的扩大视角，三脚架位置同上。摄像机的视角应该聚焦于任务执行时精细的动作技巧。该视角需获取到受试者整个的上肢。③正位：正前方视角，三脚架距离桌子前缘约

90 cm，与测试桌中心在一条直线上。该视角需获取受试者躯干及头部。

10. 每个任务执行前均需要由测试者解释和示范 2 遍。第一次演示速度需要缓慢，第二次演示需要快速进行。当两侧上肢均要测试时，损伤程度轻的一侧先进行。注意：受试者在测试前不能练习。如果受试者在测试者的演示过程中有疑惑或者没有集中注意力，需要再次演示该项任务。

11. 测试桌子长约 137 cm，宽约 76 cm，高约 73.5 cm。

12. 对于身高超过约 174.5 cm 的受试者，椅子的位置可相应调整，以便让受试者能以优化的起始测试位置更好地完成测试任务。

13. 对于涉及盒子的任务，身高较低的受试者可选择相应较小的盒子。注意：盒子的高度不能根据关节活动范围调整。如果受试者因运动范围受限不能完成任务，那么任务应认定为无法完成，时间记录为 120+ 秒。

14. 在受试者执行任务过程中可予以言语上的鼓励，如"加油""继续""不要放弃"等，这些鼓励的言语应该以自信、平静的状态呈现。鼓励的言语应该在大约 2 分钟内重复，每 10 秒一次。

15. 如果测试物品掉到地面上，测试者将物品捡起放到相应位置，不需要中断测试。在测试物坠落地面时及时更换准备的备用测试物品（如回形针、铅笔）可能更有利于某些测试项目进行。如果更换测试物品时间超过 5 秒，此任务需重新进行。

16. 该项测试的目的并非测试认知力，当受试者对任务指令理解困难时应重复此项任务。如果受试者对任务指令理解障碍时，言语指示并演示重复 1 次，如果受试者第二次仍错误执行任务，则时间记录为 120+ 秒。

17. 对 WMFT 评定的数据进行收集，以及将预处理记录于表格。受试者的任务执行时间和功能评分均被记录在表格上。预处理用于测试健侧上肢，记录椅子位置和受试者的使用情况，以便在后续测试中可重复进行。在后续测试中，应提供预处理表格作为参考。在后续测试的数据收集中，不能查看之前收集的数据。

18.每次评估开始前应给受试者下列指令：今天我们将看看你是如何使用你的手臂的。下面由我告诉你我们将进行的内容。首先，我会告诉你完成哪些任务，然后由我来演示给你看如何做。我将解释并演示每一个任务 2 次。在我演示的时候，不要练习这个动作。如果你对这些任务指令有任何疑问，我会详细解答。当我说"准备—开始"的时候你再开始。需要注意，在我说"开始"之前不要行动，否则我们将重新进行。你所做的每一项任务都尽可能以你最快的速度进行。每个任务你有 2 分钟的时间来完成。我们要求你每个任务都要尝试，即便你自己认为自己可能完不成。如果你确实不能完成某项任务，那我们就进行下一项任务。每项任务都以最快的速度完成。

 研究进展

1. 应用于卒中患者的评定

WMFT 既通过上肢动作完成质量进行等级评定，也通过动作完成时间评定上肢运动能力，在临床实践中常用于卒中患者上肢损伤程度及治疗的评估。国内外已有一些在不同患者群体中开展的 WMFT 信度和效度的研究，表明 WMFT 在卒中患者应用中具有良好的信度与效度，且临床应用较广。结合临床实践指南和专家共识，欧洲神经康复上肢临床评估建议表明 WMFT 适合于临床实践和临床研究的应用。

国内的研究者为卒中患者进行两次 WMFT 的评估，并将 WMFT 的作业时间和 Fugl-Meyer 量表上肢运动功能测试（Fugl-Meyer assessment-upper extremity，FMA-UE）总分进行对比，开展 WMFT 的标准效度和评定者内部信度的研究。结果表明 WMFT 具有好的重测信度和标准效度。有学者对 WMFT 的信度和效度采用 Spearman 相关系数进行研究，并通过对 WMFT 进行两次评定来分析 WMFT 的组间信度，结果表明 WMFT 具有良好的信度和效度，可用于卒中急性期患者上肢功能的评定。一项研究为 57 例卒中患者进行治疗前后 FMA-UE、Wolf 的评估，探讨 WMFT 的效度，结果表明具有较高有效性。有学者选取 64 例卒中患者，利用 FMA-UE 探讨 Wolf 量表的有效性，使用 Wilcoxon 符号秩检验和标准化响应平均值检查响应性，使用 Spearman 相关系数探究标准有效性，结果表明 WMFT 具有良好的信度与效度，值得临床推广。有学者对 19 例卒中患者进行了 2 次 WMFT 与 FMA-UE 的评估，并由 2 名医生分别进行评定，探讨 WMFT 的结构效度和标准效度及评定者间的信度，结果表明，WMFT 具有良好的信度与效度。国外的一个研究团队对轻、中度卒中患者进行了 2 次 WMFT 的评估，来探讨 WMFT 的有效性，结果表明 WMFT 具有较好的结构效度，且适用于卒中患者运动功能恢复的纵向评估。

2. 应用于其他疾病的评估

WMFT 量表不仅能应用于卒中患者，有学者利用 WMFT 为脑瘫儿童进行评估，来探讨其身体功能与痉挛、活动度的关系，为儿童制定综合评估和治疗方案提供了重要的临床见解。有团队为肱骨近端骨折的患者进行 WMFT 的评估，来探讨 WMFT 的有效性，结果表明 WMFT 可客观测量患者恢复中的功能变化，是一种可靠、灵敏的评定量表。

[1] WOLF S L, LECRAW D E, BARTON L A, et al. Forced use of hemiplegic upper extremities to reverse the effect of learned nonuse among chronic stroke and head-injured patients. Experimental Neurology, 1989, 104（2）: 125-132.

[2] MORRIS D M, USWATTE G, CRAGO J E, et al. The reliability of the wolf motor function test for assessing upper extremity function after stroke. Arch Phys Med Rehabil, 2001, 82（6）: 750-755.

[3] BHATNAGAR K, BEVER C T, TIAN J, et al. Comparing home upper extremity activity with clinical evaluations of arm function in chronic stroke. Arch Rehabil Res Clin Transl, 2020, 2（2）: 100048.

[4] CHAE S H, KIM Y, LEE K S, et al. Development and clinical evaluation of a web-based upper limb home rehabilitation system using a smartwatch and machine learning model for chronic stroke survivors: prospective comparative study. JMIR Mhealth Uhealth, 2020, 8（7）: e17216.

[5] LAFFONT I, FROGER J, JOURDAN C, et al. Rehabilitation of the upper arm early after stroke: Video games versus conventional rehabilitation. A randomized controlled trial. Ann Phys Rehabil Med, 2020, 63（3）: 173-180.

[6] BERARDI A, DHRAMI L, TOFANI M, et al. Cross-cultural adaptation and validation in the Italian population of the wolf motor function test in patients with stroke. Funct Neurol, 2018, 33（4）: 229-253.

[7] BERARDI A, SAFFIOTI M, TOFANI M, et al. Internal consistency and validity of the Jebsen-Taylor hand function test in an Italian population with hemiparesis . Neuro Rehabilitation, 2019, 45（3）: 331-339.

[8] MARTINEZ C, BACON H, ROWE V, et al. A reaching performance scale for 2 wolf motor function test items. Arch Phys Med Rehabil, 2020, 101（11）: 2015-2026.

[9] PRANGE-LASONDER G B, ALT MURPHY M, LAMERS I, et al.

European evidence-based recommendations for clinical assessment of upper limb in neurorehabilitation （CAULIN）： data synthesis from systematic reviews，clinical practice guidelines and expert consensus. J Neuroeng Rehabil，2021，18（1）：162.

[10] 毕胜，HUI-CHAN C. Wolf 运动功能测试量表的标准效度和评定者内部信度研究 . 中国康复医学杂志，2006，21（12）：1084-1086.

[11] 吴媛媛，闵瑜，燕铁斌 . Wolf 运动功能测试量表评定脑卒中急性期患者上肢功能的效度和信度研究 . 中国康复医学杂志，2009，24（11）：992-994，998.

[12] HSIEH Y W，WU CY，LIN K C，et al. Responsiveness and validity of three outcome measures of motor function after stroke rehabilitation. Stroke，2009，40（4）：1386-1391.

[13] WU C Y，FU T，LIN K C，et al. Assessing the streamlined Wolf motor function test as an outcome measure for stroke rehabilitation. Neurorehabil Neural Repair，2011，25（2）：194-199.

[14] WOLF S L，CATLIN P A，ELLIS M，et al. Assessing Wolf motor function test as outcome measure for research in patients after stroke. Stroke，2001，32（7）：1635-1639.

[15] HWANG J，LEE J A，YOU J S H. Multiple relationships between Tardieu，Kinematic data，and Wolf Motor Function Test with children with cerebral palsy. Neuro Rehabilitation，2019，44（2）：191-197.

[16] NERZ C，SCHWICKERT L，SCHÖLCH S，et al. Inter-rater reliability，sensitivity to change and responsiveness of the orthopaedic Wolf-Motor-Function-Test as functional capacity measure before and after rehabilitation in patients with proximal humeral fractures. BMC Musculoskeletal Disorders，2019，20（1）：315.

吴娱倩

第二章 平衡功能评定

第一节　Fugl-Meyer 平衡量表评定

 介绍

1. 测评方式

由医师、康复师或经过专业培训有测试经验的人员施测；对每个患者要实行个体测试。

2. 量表介绍

Fugl-Meyer 平衡量表是 Fugl-Meyer 评定量表的组成部分，由 Fugl-Meyer A R 等在 1975 年提出。

3. 适用人群

偏瘫患者的平衡功能评定。

 使用指南

Fugl-Meyer 平衡量表主要适用于偏瘫患者的平衡功能评定。此法对偏瘫患者进行 7 个项目的检查，每个检查项目都分为 0～2 分三个级别进行记分，最高分 14 分，最低分 0 分；少于 14 分，说明平衡功能有障碍，评分越低，表示平衡功能障碍越严重。评分标准详见表 2-1-1。

表 2-1-1　Fugl-Meyer 平衡量表评分标准

项目	评分标准	得分
1. 无支撑坐位	0 分：不能保持坐位 1 分：能坐但少于 5 分钟 2 分：能坚持坐位 5 分钟以上	
2. 健侧"展翅"反应	0 分：肩部无外展、肘关节无伸展 1 分：反应减弱 2 分：正常反应	
3. 患侧"展翅"反应	0 分：肩部无外展、肘关节无伸展 1 分：反应减弱 2 分：正常反应	
4. 支撑站立	0 分：不能站立 1 分：他人完全支撑时可站立 2 分：一个人稍给支撑能站立 1 分钟	
5. 无支撑站立	0 分：不能站立 1 分：不能站立 1 分钟或身体摇晃 2 分：能平衡站立 1 分钟以上	
6. 健侧站立	0 分：不能维持 1～2 秒 1 分：平衡站稳达 4～9 秒 2 分：平衡站立超过 10 秒	
7. 患侧站立	0 分：不能维持 1～2 秒 1 分：平衡站稳达 4～9 秒 2 分：平衡站立超过 10 秒	
总分		

第二章　平衡功能评定

参考文献

[1] LI J，ZHONG D L，YE J，et al. Rehabilitation for balance impairment in patients after stroke: a protocol of a systematic review and network meta-analysis. BMJ Open，2019，9（7）：e026844.

[2] 刘凤珍，吕秀东. Fugl-Meyer 评价法在脑卒中偏瘫患者中的应用. 中国康复，1994（3）：113-115.

撰写：苑梓楠

审校：戴培

老年常见运动功能量表评定规范解析

第二节 Berg 平衡量表评定

 量表来源

Berg 平衡量表（Berg balance scale，BBS）是国际上最常用的平衡评定量表，由 Katherine Berg 于 1989 年首先报告，该量表为综合性平衡功能检查量表，通过观察多种功能活动来评价患者重心主动转移的能力，对患者坐、站位下的动、静态平衡进行全面的检查。

 具体量表

Berg 平衡量表具体如下（表 2-2-1）。

表 2-2-1　Berg 平衡量表

测试项目	测试命令	得分
1. 由坐到站	请站起来，尽量不要用手帮助	
2. 独立站立	请尽量站稳	
3. 独立坐	请将上肢交叉放在胸前并尽量坐稳	
4. 由站到坐	请坐下，尽量不要用手帮助	
5. 床－椅转移	请坐到有扶手的椅子上来，然后再坐到无扶手的椅子上来	
6. 闭眼站立	请闭上眼，尽量站稳	
7. 双足并拢站立	请将双脚并拢并尽量站稳	
8. 站立位上肢前伸	将双臂抬高 90°，伸直手指并尽力向前伸，请注意双脚不要移动	

测试项目	测试命令	得分
9. 站立位从地上拾物	请把你双脚前面的拖鞋捡起来	
10. 转身向后看	双脚不要动，先向左侧转身向后看，然后再向右侧转身向后看	
11. 转身一周	请转一圈，暂停，然后再另一个方向转一圈	
12. 双足交替踏台阶	请将左右脚交替放到台阶上，每只脚都踏过4次台阶	
13. 双足前后站立	将一只脚放在另一只脚的正前方，并尽量站稳。如果不行，就将一只放在另一只尽量远的地方，即前脚后跟就在后脚足趾之前	
14. 单腿站立	请单腿站立尽可能长的时间	

 使用指南

1. 测评方式

由医师、康复师或经过专业培训有测试经验的人员施测；对每个患者要实行个体测试。

2. 适用人群

常用于评定脑血管病或者脑损伤的患者。

3. 测评时长

20 分钟内。

4. 评分分级

Berg 平衡量表包含 14 个动作项目，根据患者完成的质量，将每个评定项目均分为 0、1、2、3、4 五个功能等级予以记分。4 分表示能够正常完成所检查的动作，0 分则表示不能完成或需要中等或大量帮助才能完成。最低分为 0 分，最高分为 56 分。检查工具包括秒表、尺子、椅子、小板凳和台阶。

5. 评分结果与步行能力

Berg 量表评分结果为 0 ~ 20 分，提示平衡功能差，患者需坐轮椅；21 ~ 40 分，提示有一定的平衡能力，患者可在辅助下步行；41 ~ 56 分者说明平衡功能较好，患者可独立步行。

6. 评分结果与跌倒风险

Berg 量表评分结果 < 40 分，提示患者有跌倒的危险。

 评定标准

1. 由坐到站

受试者体位：患者坐于治疗床上；测试命令：请站起来。

4 分：不用手帮助即能够站起且能够保持稳定。

3 分：用手帮助能够自己站起来。

2 分：用手帮助经过几次努力后能够站起来。

1 分：需要较小的帮助能够站起来或保持稳定。

0 分：需要中度或较大的帮助才能够站起来。

2. 独立站立

受试者体位：站立位；测试命令：请尽量站稳。

4 分：能够安全站立 2 分钟。

3 分：能够在监护下站立 2 分钟。

2 分：能够独立站立 30 秒。

1 分：经过几次努力能够独立站立 30 秒。

0 分：没有帮助不能站立 30 秒。

3. 独立坐

受试者体位：坐在椅子上，双足平放在地上、背部要离开椅背；测试命令：请将上肢交叉抱在胸前并尽量坐稳。

4分：能够安全坐 2 分钟。

3分：能够在监护下坐 2 分钟。

2分：能够坐 30 秒。

1分：能够坐 10 秒。

0分：没有支撑则不能坐 10 秒。

4. 由站到坐

受试者体位：站立位；测试命令：请坐下。

4分：用手稍微帮助即能够安全坐下。

3分：需要用手帮助来控制身体重心下移。

2分：需要双腿后侧抵住椅子来控制身体重心下移。

1分：能独立坐在椅子上但不能控制身体重心下移。

0分：需要帮助才能坐下。

5. 床－椅转移

受试者体位：患者坐于治疗床上，双足平放于地面；测试命令：请坐到有扶手的椅子上来，再坐回床上，然后再坐到无扶手的椅子上，再坐回床上。

4分：用手稍微帮助即能够安全转移。

3分：必须用手帮助才能够安全转移。

2分：需要监护或语言提示才能完成转移。

1分：需要一个人帮助才能完成转移。

0分：需要两个人帮助或监护才能够完成转移。

6. 闭眼站立

受试者体位：站立位；测试命令：请闭上眼睛，尽量站稳。

4分：能够安全站立10秒。

3分：能够在监护下站立10秒。

2分：能够站立3秒。

1分：闭眼不能站立3秒但睁眼站立能保持稳定。

0分：需要帮助以避免跌倒。

7. 双足并拢站立

受试者体位：站立位；测试命令：请将双脚并拢并且尽量站稳。

4分：能够独立将双脚并拢并独立站立1分钟。

3分：能够独立将双脚并拢并在监护下站立1分钟。

2分：能够独立将双脚并拢但不能站立30秒。

1分：需要帮助才能将双脚并拢且能够站立15秒。

0分：需要帮助才能将双脚并拢且双脚并拢后不能站立15秒。

8. 站立位上肢前伸

受试者体位：站立位；测试命令：将手臂抬高90°，伸直手指并尽力向前伸，请注意双脚不要移动（进行此项测试时，要先将一根皮尺横向固定在墙壁上，受试者上肢前伸时，测量手指起始位和终末位对应于皮尺上的刻度，两者之差为患者上肢前伸的距离，如果可能的话，为了避免躯干旋转，受试者要两臂同时前伸）。

4分：能够前伸大于25 cm的距离。

3分：能够前伸大于12 cm的距离。

2 分：能够前伸大于 5 cm 的距离。

1 分：能够前伸但需要监护。

0 分：当试图前伸时失去平衡或需要外界支撑。

9. 站立位从地上拾物

受试者体位：站立位；测试命令：请把你双脚前面的拖鞋捡起来。

4 分：能够安全而轻易地捡起拖鞋。

3 分：能够在监护下捡起拖鞋。

2 分：不能捡起但能够到达距离拖鞋 2～5 cm 的位置并且独立保持平衡。

1 分：不能捡起并且当试图努力时需要监护。

0 分：不能尝试此项活动或需要帮助以避免失去平衡或跌倒。

10. 转身向后看

受试者体位：站立位；测试命令：双脚不要动，先向左侧转身向后看，再向右侧转身向后看（评定者可以站在受试者身后手拿一个受试者可以看到的物体以鼓励其更好地转身）。

4 分：能够从两侧向后看且重心转移良好。

3 分：只能从一侧向后看，另一侧重心转移较差。

2 分：只能向侧方转身但能够保持平衡。

1 分：当转身时需要监护。

0 分：需要帮助以避免失去平衡或跌倒。

11. 转身一周

受试者体位：站立位；测试命令：请转一圈，暂停，然后再另一个方向转一圈。

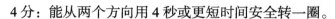

4分：能从两个方向用4秒或更短时间安全转一圈。

3分：能在一个方向用4秒或更短时间安全转一圈。

2分：能够安全地转一圈但用时超过4秒。

1分：转身时需要密切监护或语言提示。

0分：转身时需要帮助。

12. 双足交替踏台阶

受试者体位：站立位；测试命令：请将左、右脚交替放到台阶上，直到每只脚都踏过4次台阶或凳子（先在受试者面前放一个台阶或一只高度与台阶相当的小凳子）。

4分：能够独立安全站立且在20秒内完成8个动作。

3分：能够独立站立，但完成8个动作的时间超过20秒。

2分：在监护下不需要帮助能够完成4个动作。

1分：需要较少帮助能够完成2个或2个以上的动作。

0分：需要帮助以避免跌倒或不能尝试此项活动。

13. 双足前后站立

受试者体位：站立位。

测试命令：（示范给受试者）将一只脚放在另一只脚的正前方并尽量站稳，如果不行就将一只放在另一只脚前面尽量远的地方，这样前脚后跟就在后脚足趾之前（要得到3分，步长要超过另一只脚长度且双脚支撑的宽度应接近受试者的正常支撑宽度）。

4分：能够独立地将一只脚放在另一只脚的正前方且保持30秒。

3分：能够独立地将一只脚放在另一只脚的前方且保持30秒。

2分：能够独立地将一只脚向前迈一小步且能够保持30秒。

1分：需要帮助才能向前迈步但能保持15秒。

0分：当迈步或站立时失去平衡。

14. 单腿站立

受试者体位：站立位；测试命令：请单腿站立尽可能长的时间。

4分：能够独立抬起一条腿且保持10秒以上。

3分：能够独立抬起一条腿且保持5～10秒。

2分：能够独立抬起一条腿且保持3～5秒。

1分：经过努力能够抬起一条腿，站立平衡保持时间不足3秒。

0分：不能尝试此项活动或需要帮助以避免跌倒。

 研究进展

有研究将脑卒中患者根据梗死部位分为皮质下组、皮质＋皮质下组和脑干组，采用平衡仪测试各组患者的跌倒指数、总体稳定性、姿势摆动频谱及协调同步性等平衡功能参数，应用Berg平衡量表测定患者平衡功能评分，并比较各组平衡功能障碍的不同特点。结果显示老年脑卒中患者静态平衡功能较同龄正常人明显下降，本体感觉受损明显。与皮质＋皮质下脑卒中患者相比，皮质下及脑干脑卒中患者的中枢性前庭功能损伤更明显。

参考文献

[1] 金冬梅，燕铁斌. Berg平衡量表及其临床应用. 中国康复理论与实践，2002（3）：31-33.

[2] 瓮长水，王军，王刚，等. Berg平衡量表在脑卒中患者中的内在信度和同时效度. 中国康复医学杂志，2007（8）：688-690，717.

老年常见运动功能量表评定规范解析

[3]　BATERMAN A，CULPAN F J，PICKERING A D. The effect of aerobic training on rehabilitation outcomes after recent severe brain injury：a randomized controlled evaluation . Arch Phys Med Rehabil，2001，82（2）：174-182.

[4]　杨雅琴，王拥军，冯涛，等 . 平衡评价量表在临床中的应用 . 中国康复理论与实践，2011，17（8）：709-711.

撰写：赵子铭

审校：刘思豪

点评：张林

第三节　姿势控制量表

 概述

　　平衡功能障碍是卒中患者常见的功能障碍之一，姿势控制是平衡功能的重要体现，维持坐位和站立姿势是卒中患者实现自主随意运动的基础。平衡功能不良影响患者的行动能力和日常生活能力，还可增加患者的跌倒风险，影响患者的功能改善。早期对卒中患者的平衡功能进行评估，有助于了解患者疾病严重程度和远期预后，是对卒中患者进行临床评估的重要组成部分，也对平衡功能康复训练起到指导作用。

　　平衡是指在支撑面或者稳定极限内保持一定姿势的能力，平衡可分为静态平衡和动态平衡。静态平衡是指在身体不动时，维持某种特定姿势的能力。动态平衡是指身体移动时控制姿势、保持自身稳定的能力，可分为自动态平衡和他动态平衡。自动态平衡强调自身在运动时不断调整姿势，维持重心的能力；他动态平衡则强调在受到外力干扰时，调整重心回到支撑面内的能力，如被推、拉时保持平衡的能力。由此可见姿势控制能力是平衡的关键，平衡需要通过姿势控制能力达到维持特定姿势，进行姿势之间的转换及对抗外界干扰的目的，对姿势控制能力进行评估是对卒中患者运动能力进行评估的重要的组成部分。

　　卒中姿势控制量表（the Postural Assessment Scale for Stroke Patients，PASS）是 Benaim 等在 Fugl-Meyer 量表平衡部分项目的基础上改编而成的，在 1999 年发表于 *Stroke* 杂志，用于评估卒中患者的姿势控制和平衡能力，本章节将着重介绍 PASS 的评定方法和优势。

第二章　平衡功能评定

姿势控制量表内容和评分标准

老年常见运动功能量表评定规范解析

PASS 分为姿势维持和姿势变换两个部分，共包含 12 个项目，其中姿势维持部分共 5 项，按照姿势保持的时间长短评为 0～3 分，姿势变换部分共 7 项，按照患者所需辅助的程度评为 0～3 分，满分为 36 分，得分越低，姿势控制能力越差，具体评定内容及评分标准如表 2-3-1、表 2-3-2 所示。

表 2-3-1　PASS- 姿势维持

项目	评分标准	得分
1.无支持下状态下保持坐位（坐在一张高约 50 cm 检查台的边上或坐在椅子上，如 Bobath 床，双脚触地）	0 分：不能保持坐位 1 分：能在轻微的支持下（如用一只手）保持坐位 2 分：能在没有支持下保持坐位 > 10 秒 3 分：能在没有支持下保持坐位 5 分钟	
2.支持状态下保持站位（脚的位置随意，没有任何限制）	0 分：不能保持站立，即使在支持下 1 分：能在 2 个人强有力的支持下保持站立 2 分：能在 1 个人中等强度的支持下保持站立 3 分：在仅一只手的支持下就可保持站立	
3.无支持状态下保持站位（脚的位置随意，没有任何限制）	0 分：没有支持不能站立； 1 分：能在没有支持下保持站立 10 秒 2 分：能在没有支持下保持站立 1 分钟 3 分：能在没有支持下保持站立 > 1 分钟	
4.用非瘫痪侧下肢站立（没有任何限制）	0 分：不能用非瘫痪侧下肢站立 1 分：能用非瘫痪侧下肢站立几秒钟 2 分：能用非瘫痪侧下肢站立 > 5 秒 3 分：能用非瘫痪侧下肢站立 > 10 秒	
5.用瘫痪侧下肢站立（没有任何限制）	0 分：不能用非瘫痪侧下肢站立 1 分：能用非瘫痪侧下肢站立几秒钟 2 分：能用非瘫痪侧下肢站立 > 5 秒 3 分：能用非瘫痪侧下肢站立 > 10 秒	
得分（a）		

表 2-3-2　PASS- 姿势变换

项目	评分标准	得分
1. 从仰卧位翻身到瘫痪侧 2. 从仰卧位翻身到非瘫痪侧 3. 从仰卧位到床边坐位 4. 从床边坐位回到仰卧位 5. 从坐位站起 6. 从站位回到坐位 7. 站位从地板上拾起铅笔	0 分：不能完成该项活动 1 分：在较多帮助下能完成该项活动 2 分：在较少帮助下能完成该项活动 3 分：在没有帮助下能完成该项活动	
总分（b）		
总分（a+b）		

　　PASS 具有良好的结构效度、内部一致性和重测信度，且应用 PASS 对卒中后 30 天患者的平衡功能进行评估，其评分与功能独立性评定（functional independence measure，FIM）评分、下肢运动功能评分及姿势稳定性的仪器测量结果高度相关，证明 PASS 可以有效预测患者远期功能预后。伍少玲等在我国卒中患者中应用 PASS 评估其平衡和姿势控制功能，并将其结果与 Berg 平衡量表（Berg balance scale，BBS）、Fugl-Meyer 量表平衡部分进行相关性分析，结果表明 PASS 具有良好的信度和效度，可用于卒中患者姿势控制评价。

 PASS 的特点和优越性

　　PASS 的设计包含姿势维持和姿势变换两部分，纳入了卧位、坐位、站立位的评估项目，可全面评估患者姿势控制能力，评估耗时短，简单易行，无须特殊仪器辅助，对于不能配合平衡测评仪器的患者仍可适用，临床医生和康复师在床旁即可完成评估。

PASS 针对卒中患者功能障碍特点，增加了卧位翻身、坐起等项目，这些项目对平衡功能要求低，更适合于卒中早期、平衡和运动功能障碍更严重的患者，能有效避免地板效应。相较而言，Berg 平衡量表（Berg balance scale，BBS）不包含卧位评估，仅有一个项目是坐位评估，大部分项目为站立位评估，更适用于平衡障碍较轻的患者。Huang 等比较了 PASS 和 BBS 对不能独自站立的平衡障碍较重的患者评分的区分度和敏感性，结果表明，PASS 评分对患者平衡功能变化的反应性更好，敏感性更高，评分梯度设计合理，能够更好地反应重度平衡障碍患者早期的功能改善，更客观有效地评估康复训练效果。

PASS 在 Fugl-Meyer 量表的基础上增设了"从地上捡起铅笔"一项，增加了测评难度，使得 PASS 整体难度跨度加大，适用于各种严重程度的卒中患者。卒中后第 30 天的测评结果表明，位于各分数段的患者分布较为平均，有效减少了天花板效应，但卒中后 90 天，已有 38% 的患者达到满分。

 简化版本 PASS

PASS 共 12 个项目，每个项目评分分为 4 个等级，共 4 种不同的评分标准，为进一步缩短临床所用的测评时间，简化评分流程，Chien 等在原有的量表基础上开发了简化版 PASS（short form of the PASS，SFPASS）（表 2-3-3）。在确保其信度、效度和有效性的基础上，共保留了 5 个项目，分为 0 分、1.5 分和 3 分三个分数等级，整个测评约耗时 4 分钟。

表 2-3-3　简化版 PASS

项目	评分标准	得分
1. 从床边坐位回到仰卧位 2. 从仰卧位到床边坐位 3. 从坐位站起 4. 从站位回到坐位	0 分：不能完成该项活动 1.5 分：在帮助下能完成该项活动 3 分：在没有帮助下能完成该项活动	
5. 用非瘫痪侧下肢站立（没有任何限制）	0 分：不能用非瘫痪侧下肢站立 1.5 分：能用非瘫痪侧下肢站立几秒钟但少于 10 秒 3 分：能用非瘫痪侧下肢站立 > 10 秒	
总分		

第二章　平衡功能评定

　　在临床研究中更为常用的简化版本是 Wang 等在 2004 年发表于 *Physical Therapy* 的改良 PASS（a modified Postural Assessment Scale for Stroke Patients，PASS-3P），该量表保留了原有的 12 个项目，以确保量表适用于不同严重程度的卒中患者，但将原量表中的 1 分和 2 分简化为 1.5 分，从而将 4 个分数等级简化至 3 个，降低了临床测评难度，缩短了测评时间。经验证，PASS-3P 仍能有效预测患者 90 天的功能预后，其信度、效度和响应度均能满足临床评估需要。

　　有研究将上述两种简化版本量表、BBS 和其简化版本 BBS-3P 的群体及个体响应性进行比较，结果表明 BBS-3P 和 PASS-3P 在群体及个体层面都具有良好的响应性，PASS-3P 的个体响应性优于 SFPASS。BBS-3P 和 PASS-3P 在检测一组患者的平衡功能改善情况和个体平衡功能改善时，与其原始量表相比均表现出色，可以为临床评估提供可靠的测评结果。因此，我们推荐使用 PASS-3P 在临床工作和研究中评估患者的平衡功能。

小结

　　PASS 是临床和研究中评估患者平衡功能常用的量表之一，其信度、效度和响应度良好，可有效预测患者的功能预后，可用于各种严重程度的卒中患者，有效避免了地板效应和天花板效应，可为临床医生和康复治疗师对患者的评估和康复治疗提供客观证据，从而指导康复治疗方案。该量表耗时约 10 分钟，无须特殊仪器辅助，临床应用可操作性强。现有简化版本量表 SFPASS 和 PASS-3P，其信度、效度和响应度也得到了证实，可进一步缩短临床评估时间，减轻临床负担，故推荐使用上述量表评估患者的平衡功能。

参考文献

[1]　向伟华，江钟立. 脑卒中平衡功能的评估和训练进展. 实用老年医学，2015，29（6）：448-451.

[2]　伍少玲，燕铁斌. 脑卒中患者姿势控制能力评定研究. 中国康复医学杂志，2003，18（8）：510-512.

[3]　BENAIM C, PÉRENNOU D A, VILLY J, et al. Validation of a standardized assessment of postural control in stroke patients: the Postural Assessment Scale for Stroke Patients（PASS）. Stroke, 1999, 30（9）: 1862-1868.

[4]　PERSSON C U, HANSSON P O, DANIELSSON A, et al. A validation study using a modified version of Postural Assessment Scale for Stroke Patients: Postural Stroke Study in Gothenburg（POSTGOT）. J Neuroeng Rehabil, 2011, 8: 57.

[5]　伍少玲，燕铁斌，刘琦，等. 脑卒中患者姿势评定量表的效度及信度研究. 中国康复医学杂志，2004，19（3）：177-178, 190.

[6]　HUANG Y J, LIN G H, LEE S C, et al. A Comparison of the

第
二
章

平
衡
功
能
评
定

responsiveness of the Postural Assessment Scale for stroke and the berg balance scale in patients with severe balance deficits after stroke. J Geriatr Phys Ther, 2020, 43（4）: 194-198.

[7] 瓮长水. 脑卒中患者姿势控制量表（PASS）介绍. 中国康复理论与实践, 2003, 9（12）: 724-725.

[8] CHIEN C W, LIN J H, WANG C H, et al. Developing a short form of the Postural Assessment Scale for people with Stroke. Neurorehabil Neural Repair, 2007, 21（1）: 81-90.

[9] WANG C H, HSUEH I P, SHEU C F, et al. Psychometric properties of 2 simplified 3-level balance scales used for patients with stroke. Phys Ther, 2004, 84（5）: 430-438.

[10] HUANG Y J, LIN G H, LEE S C, et al. Group-and individual-level responsiveness of the 3-point berg balance scale and 3-point postural assessment scale for stroke patients. Arch Phys Med Rehabil, 2018, 99（3）: 529-533.

[11] CHEN Y M, HUANg Y J, HUANG C Y, et al. Test-retest reliability and minimal detectable change of two simplified 3-point balance measures in patients with stroke. Eur J Phys Rehabil Med, 2017, 53（5）: 719-724.

撰写：刘畅

审校：罗媛媛

老年常见运动功能量表评定规范解析

第四节 "起立－行走"计时测试

量表介绍

1. 来源

"起立－行走"计时测试（time up and go test，TUGT）由 Podisadle 和 Richardson 改良 Mathias 等的"起立一行走"测试（get-up and go test，GUGT）而形成。

2. 临床意义

主要用于筛查社区老年患者功能性步行能力，预测步行过程中的摔倒风险，如今广泛应用于各类平衡功能障碍人群。TUGT可定量评定功能性步行能力。时间越长表示受试者动态平衡能力越差，跌倒的风险性越高。TUGT可通过观察整个过程中受试者的步态和步速来估计受试者的平衡能力和体能，以在 15 秒内完成 TUGT 表示步行功能较好，跌倒风险较低。该测试简单易行，实用性强，已在国内外广泛应用于脑卒中等常见平衡功能障碍评定。

使用指南

使用工具为一把有扶手的靠背椅子（椅子座高约 46 cm，扶手高约 21 cm）。在距离座椅 3 m 远的地面上放置标志杆。测试的起始姿势为受测者坐在椅子上，背部靠着椅背，双手分别放置于扶手上。当测试者发出"开始"的指令后，受测者从靠背椅上站起，以尽可能快的步态，向前走 3 m，转身绕过标志杆，然后迅速走回到椅子前并转身坐下，靠到椅背上。测试过程中不能给予任何躯体的帮助。

　　测试者记录受测者背部离开椅背到再次坐下（臀部触到椅面）所用的时间，以秒为单位。正式测试前允许患者练习 1 ～ 2 次，以确保患者理解整个测试过程。测试进行 3 次，测试间隔休息 1 分钟，允许穿戴矫形器、使用拐杖等辅助器具并做相应标记。本研究以 3 次测试时间的平均值作为测试结果。

　评定标准

　　＜ 10 秒：可自由活动；

　　＜ 20 秒：大部分可独立活动，移动无须步态辅助；

　　20 ～ 29 秒：活动不稳定，不能单独外出，需要步态辅助；

　　＞ 30 秒：存在活动障碍。

　解释

　　除记录所用时间外，针对检查过程中的步态，可能会摔倒的危险性，以及辅助器具改变后所用时间无法前后对比等特殊情况，增加以下打分标准，具体评定内容如下。

　　评分标准：

　　　　1 分：正常；

　　　　2 分：非常轻微异常；

　　　　3 分：轻度异常；

　　　　4 分：中度异常；

　　　　5 分：重度异常。

　　得分在 3 分或 3 分以上，表示有跌倒的危险。

　　注：使用辅助工具的评分标准：

1分：未使用；

2分：单脚杖；

3分：多脚杖；

4分：助行架。

TUGT 作为测量老年人动态平衡的工具，经研究证实敏感性为 87%，特异性为 87%，可用来作为跌倒预测因子，以快速筛选具有潜在跌倒风险的人群，因此 TUGT 被当作金标准来与其他的跌倒危险评估工具相比较，且研究也指出计时起、走花费时间较长者，其跌倒的危险性比时间花费短者高 1.03 ～ 2.14 倍。

参考文献

[1] 瓮长水，田哲，李敏，等．"起立—行走"计时测试在评定脑卒中患者功能性移动能力中的价值．中国康复理论与实践，2004，10（12）：733-735.

[2] 翁长水，王娜，刘立明，等．三种功能性移动能力测试工具对预测老年人跌倒危险有效性的比较．中国康复医学杂志，2013，28（2）：109-113.

[3] MATHIAS S，NAYAK U S，ISAACS B. Balance in elderly patients：the "get-up and go" test. Arch Phys Med Rehabil，1986，67（6）：387-389.

[4] 吴伟，肖灵君，林彩娜，等．四方格移步测试（中文版）评定脑卒中患者平衡能力的信效度研究．中国康复医学杂志，2021，36（6）：664-669.

赵依双

第三章　步态评定

第一节　功能性步态评价

 量表来源

功能性步态评价（functional gait assessment，FGA）是 2004 年制定的平衡及步态评定量表。该量表改良于动态步态指数（dynamic gait index，DGI），主要考查受试者在不同行走条件下的平衡及步行能力。

DGI 最初是评价老年人步行姿势稳定性及跌倒风险的量表。但该量表存在以下不足：①DGI 对前庭功能障碍患者步行障碍的评价敏感性差，存在天花板效应；②该量表某些项目的指导语模糊不清，导致评定者难以界定分值。在此背景下，Wrisley 等提出了 FGA 量表，删除了 DGI 中难度较低的绕行障碍物一项，增加了狭窄支撑面步行、闭眼行走、向后退 3 项。最终，FGA 由 10 项内容组成，如下。FGA1：水平地面步行；FGA2：改变步行速度；FGA3：步行时水平方向转头；FGA4：步行时垂直转头；FGA5：步行和转身站住；FGA6：步行时跨过障碍物；FGA7：狭窄支撑面步行；FGA8：闭眼行走；FGA9：向后退；FGA10：上下台阶。每个项目分为 0～3 分共 4 个等级，满分 30 分，分数越高，提示平衡及步行能力越好。

具体量表

功能性步态评价具体如下（表 3-1-1）。

表 3-1-1　功能性步态评价

测试项目	指导语	评分标准	得分
1. 水平地面步行	以你正常的速度从这里走到下一个标志点（6 m）	3分：可在 5 秒内步行 6 m，不需要辅助器具，速度较快，无明显的步态失调，以正常的步行模式行走，偏斜不超过侧方标志线 15.24 cm 2分：在 7 秒内步行 6 m，但 > 5 秒，使用辅助器具，速度较慢，步态轻度偏斜，或偏斜超过侧方标志线 15.24 ～ 25.4 cm 1分：可步行 6 m，速度慢，步行模式异常，有明显的步态失调，或偏斜超过侧方标志线 25.4 ～ 38.1 cm 0分：没有帮助不能完成 6 m 步行，有严重的步态偏斜或步态失调，偏斜超过侧方标志线 38.1 cm 或接触到墙	
2. 改变步行速度	开始以正常的速度行走（约 1.5 m），当我说："加快走"时，以你最快的速度行走（约 1.5 m），当我说"慢走"时以你最慢的速度行走（约 1.5 m）	3分：能够平稳地变换速度而不会出现平衡障碍或步态偏斜。在正常、快速、慢速时速度有明显变化。偏斜不超过侧方标志线 15.24 cm 2分：能够改变速度，但有轻度步态偏斜，偏斜超过侧方标志线 15.24 ～ 25.4 cm，或无步态偏斜但速度无明显变化，或需辅助器具 1分：步行速度仅有微小变化，或速度虽有变化但有明显的步态偏斜，偏斜超过侧方标志线 25.4 ～ 38.1 cm，或虽有速度变化，失去平衡但能自行恢复并继续行走 0分：不能改变速度，偏斜超过侧方标志线 38.1 cm，或失去平衡且不得不扶墙或扶住他人	

老年常见运动功能量表评定规范解析

测试项目	指导语	评分标准	得分
3. 步行时水平方向转头 从这里开始走 6 m。开始以你正常的速度行走。直走 3 步（单步）后，向右转头看右侧并继续直走。再走 3 步向左转头看左侧并继续直走。每 3 步就交替向右侧和左侧，直到每个方向都完成 2 次		3 分：可平稳地转头而速度无变化，偏斜不超过侧方标志线 15.24 cm 2 分：可平稳地转头而步行速度有轻微变化（如在平稳步行中有轻微的停顿），偏斜超过侧方标志线 15.24 ～ 25.4 cm，或需辅助器具 1 分：转头时有较明显的速度变化，速度减慢，偏斜超过侧方标志线 25.4 ～ 38.1 cm，但能恢复继续行走 0 分：完成任务时有严重的停顿（如步态蹒跚超过侧方标志线 38.1 cm，失去平衡，停止或扶住墙）	
4. 步行时垂直转头	从这里开始走 6 m。开始以你正常的速度行走。直走 3 步（单步）后，向上抬头并继续直走。再走 3 步低头向下看并继续直走。每 3 步就交替一次，直到完成 2 次循环	3 分：可平稳地转头而速度无变化，偏斜不超过侧方标志线 15.24 cm 2 分：可平稳地转头而步行速度有轻微变化（如在平稳步行中有轻微的停顿），偏斜超过侧方标志线 15.24 ～ 25.4 cm，或需辅助器具 1 分：转头时有较明显的速度变化，速度减慢，偏斜超过侧方标志线 25.4 ～ 38.1 cm，但能恢复继续行走 0 分：完成任务时有严重的停顿（如步态蹒跚超过侧方标志线 38.1 cm，失去平衡，停止或扶住墙）	
5. 步行和转身站住	以正常的速度行走，当我说"转身，站住"时，立即转身看向反方向并停住	3 分：能在 3 秒内安全转身并立刻停住，能保持平衡 2 分：转身站住＞ 3 秒，并能保持平衡，或在 3 秒内转身站住，但有轻微的步态失调，需要有小的步态调整以保持平衡 1 分：转身缓慢，需要给予口头指导，或转身站住后需要小步调整以保持平衡 0 分：不能安全转身，需要帮助方能转身及站住	

测试项目	指导语	评分标准	得分
6. 步行时跨越障碍物	以你正常的速度行走遇到鞋盒时迈过去，不要绕开，并继续直行	3分：能跨过2个叠起的鞋盒（22.86 cm高）而无速度变化、无步态失调 2分：能迈过一个鞋盒（11.43 cm高）而无速度变化、无步态失调 1分：能迈过一个鞋盒（11.43 cm高），但必须减慢速度并调整步态以保证鞋盒无移动，可能需要口头指导 0分：没有帮助不能完成任务	
7. 狭窄支撑而步行	步行时双臂抱于胸前，脚跟对脚尖走3.6 m。记录脚步数，最多走10步	3分：可脚跟对脚尖走10步而无步态蹒跚 2分：可走7～9步 1分：可走4～7步 0分：少于4步或没有帮助不能脚跟对脚尖行走	
8. 闭眼行走	闭上眼睛从这里走到下一个标识处（6 m）	3分：可走6 m，不需要辅助器具，速度较快，无明显的步态失调，以正常的步行模式行走，偏斜不超过侧方标志线15.24 cm，走完6 m少于7秒 2分：可走完6 m，但需辅助器具，速度较慢，步态轻度偏斜，或偏斜超过侧方标志线15.24～25.4 cm，走完6 m在7～9秒 1分：可步行6 m，速度慢，步行模式异常，有明显的步态失调，或偏斜超过侧方标志线25.4～38.1 cm，走完6 m超过9秒 0分：没有辅助不能走完6 m，速度慢，步行模式异常，有明显的步态失调，或偏斜超过侧方标志线25.4～38.1 cm，或不能完成任务	

测试项目	指导语	评分标准	得分
9. 向后退	向后退，直到让你停止	3分：可走6 m，不需要辅助器具，速度较快，无明显的步态失调，以正常的步行模式行走，偏斜不超过侧方标志线15.24 cm 2分：可走完6 m，但需辅助器具，速度较慢，步态轻度偏斜，或偏斜超过侧方标志线15.24～25.4 cm 1分：可步行6 m，速度慢，步行模式异常，有明显的步态失调，或偏斜超过侧方标志线25.4～38.1 cm，走完6 m超过9秒 0分：没有辅助不能走完6 m，速度慢，有明显的步态失调，或偏斜超过侧方标志线25.4～38.1 cm，或不能完成任务	
10. 上下台阶	就像你在家一样迈上台阶（如有必要可扶扶手）。走到顶端再转身走下来	3分：交替迈步，不扶扶手 2分：交替迈步，必须扶扶手 1分：两脚迈一个台阶，必须扶扶手 0分：不能安全地完成该项目	

使用指南

1. 使用指南

由医师、康复师或经过专业培训有测试经验的人员实施。功能性步态评价共10个分项目，每个项目有各自的测试说明，施测者应尽可能按照测试说明，同时以受试者容易理解的方式传达指导语。

2. 设备准备

一条有标记的6 m长、30.48 cm宽的走道，1个秒表，2只鞋盒和1套迈步台阶。

评定标准

功能性步态评价对跌倒的预测在不同人群中存在差异。

（1）在社区居住的老年人（年龄＞60岁）中总分≤22提示高跌倒风险。

（2）在帕金森患者中总分≤15提示高跌倒风险。

 量表相关应用进展

1. FGA量表对不同疾病的信效度研究

（1）帕金森病

姿势不稳定和平衡障碍是帕金森病（parkinson disease，PD）患者运动障碍的一个主要方面，严重影响生存质量，并可能导致跌倒。有一项中国研究纳入了121例PD患者，研究发现FGA量表与Berg平衡量表（Berg balance scale，BBS）、功能性步态分级（functional ambulation category，FAC）的相关系数分别为0.85及0.78，提示其存在较好的同时效度。此外该研究还发现FGA量表的重测信度为0.99，克朗巴赫α系数为0.94，分半信度系数为0.97，提示该量表具有较好的稳定性和一致性。此外，基于该队列，学者应用了FGA量表对PD患者未来6个月内的跌倒情况进行预测，发现其最佳分界值为18分（敏感度为80.6%，特异度为80.0%，似然比为4.03）。Leddy等也得出类似结论，他们的研究发现，对于PD患者，FGA并不存在天花板效应，当FGA得分低于15分时，其跌倒的发生率显著增高。

（2）脑卒中

Thieme等对德文版FGA在卒中发病后6个月患者中的信度、效度进行了研究，发现FGA全表的组间及组内相关系数（intraclass correlation coefficient，ICC）分别为 0.97 和 0.94，且 FGA 与 BBS、FAC、最大步行速度及 Barthel 指数（Barthel index，BI）之间均密切相关（相关系数为 0.71 ~ 0.93），提示 FGA 是评估脑卒中康复期患者功能步态较为有效和可靠的工具。此外，Bloemendaal 等对 52 例卒中后患者进行两次 FGA 测定，发现在同一患者相同运动功能下，FGA 评分存在 6 分的测量误差，提示该量表对卒中后患者步态的评估稳定性较差。

（3）前庭功能障碍

FGA 设计的最初目的就是消除 DGI 量表对前庭功能障碍患者的天花板效应。Chiu 等指出，对于眩晕和前庭功能障碍患者，FGA7、FGA8、FGA9 的完成难度大，故可消除 DGI 量表的天花板效应。此外，Wrisley 等在前庭功能障碍患者中进行研究发现 FGA 的 ICC 为 0.84，且与特异性活动平衡自信量表（activities-specific balance confidence scale，ABC）、眩晕残障项目（dizziness handicap inventory，DHI）、眩晕症状感受记录（perception of dizziness symptoms，PDS）及跌倒次数等的相关系数波动在 0.11 ~ 0.67，呈中度相关。上述验证证实了 FGA 量表在前庭功能障碍疾病的应用中具有良好的信度及效度。前庭肿瘤手术后急性康复期患者在基本的日常活动中存在功能障碍。平衡、步态障碍和跌倒是前庭功能丧失的常见症状。近期研究指出，该量表中的评定任务还对前庭肿瘤切除后患者的日常生活功能活动有着积极的作用，可作为一种康复任务。

（4）其他疾病

近期 FGA 也逐渐应用于其他疾病平衡及步态功能的评估，并显现出良好的信度和效度。有研究对 12 例慢性不完全脊髓损伤患者进行研究，发现在该人群中 FGA 量表的 ICC 为 0.92，该量表与 10 米步行实验、脊髓损伤步行指数及脊髓损伤功能性行走模式评分的相关系数分别为 0.90、0.74 及 0.83。另一项研究对 87 例多发性硬化患者进行 FGA 的评估发现，该量表与"起立 – 行走"实验的相关系数为 0.74。FGA 量表对上述疾病患者均是一种有效的平衡测量方法，但需要更多研究以确定该量表对跌倒风险的预测价值。

2. FGA 量表对社区中老年人群跌倒风险预测的研究

Walker 等以社区老人（年龄 ≥ 60 岁）为对象对 FGA 量表进行评估，发现 FGA 组内信度较好（ICC=0.93），内部一致性为 0.79，与其他平衡测评之间的相关系数波动于 0.11 ～ 0.67。其他对不同年龄段老年人群的研究也得出类似结果，进一步证实了 FGA 可作为对社区老年人群评估平衡及跌倒风险的有效工具。

对于 FGA 量表预测跌倒风险的最佳临界值，目前不同研究得出了不一样的结论。一项中国研究纳入了 162 名 75 ～ 85 岁的社区老年人群进行研究，发现 FGA 受试者工作特征曲线下面积（area under curve，AUC）为 0.90，根据 Youden 指数，FGA 对跌倒的最佳预测值为 19.5（敏感度 85.5%，特异度 81.2%）。Wrisley 等对 60 岁以上社区居住的老年人进行跌倒预测，虽然统计分析提示 20 分是最佳分界点（AUC=0.92，敏感度 100%，特异度 83%，似然比 5.8），但他们仍建议临床医师采用更为保守的 22 分作为分界点，以便更早给予干预措施。近期一项巴西的队列研究也认为当 FGA 得分小于 22 分时其老年人群的跌倒风险显著增高。

Walker 等发现年龄对 FGA 的得分存在一定影响：40 ～ 50 岁年龄段 FGA 得分的平均值为 29 分，而 70 ～ 80 岁年龄段的 FGA 得分的平均值则下降至 21 分，未来需要更大样本量及多队列的研究对 FGA 预测跌倒风险的截止值进行年龄段的划分。

老年常见运动功能量表评定规范解析

参考文献

[1] YANG Y, WANG Y, ZHOU Y, et al. Validity of the functional gait assessment in patients with parkinson disease: construct, concurrent, and predictive validity. Phys Ther, 2014, 94（3）: 392-400.

[2] YANG Y, WANG Y, ZHOU Y, et al. Reliability of functional gait assessment in patients with parkinson disease: interrater and intrarater reliability and internal consistency. Medicine, 2016, 95（34）: e4545.

[3] PETERSEN C, STEFFEN T, PALY E, et al. Reliability and minimal detectable change for sit-to-stand tests and the functional gait assessment for individuals with parkinson disease. J Geriatr Phys Ther, 2017, 40（4）: 223-226.

[4] VAN BLOEMENDAAL M, BOUT W, BUS S A, et al. Validity and reproducibility of the functional gait assessment in persons after stroke. Clin Rehabil, 2019, 33（1）: 94-103.

[5] THIEME H, RITSCHEL C, ZANGE C. Reliability and validity of the functional gait assessment（German version）in subacute stroke patients. Arch Phys Med Rehabil, 2009, 90（9）: 1565-1570.

[6] SAID M, LEE J, MOSHTAGHI O, et al. The relationship between the functional gait assessment and quality-of-life data in patients undergoing vestibular schwannoma resection. Otol Neurotol, 2021, 42（7）: 1074-1080.

[7] KOS N, BRCAR M, VELNAR T. Functional Gait Assessment scale in the rehabilitation of patients after vestibular tumor surgery in an acute hospital. World J Clin Oncol, 2020, 11（11）: 945-958.

[8] KAHN J H, OHLENDORF A, OLSEN A, et al. Reliability and validity of the functional gait assessment in incomplete spinal cord injury. Top Spinal Cord Inj Rehabil, 2020, 26（4）: 268-274.

[9] FORSBERG A, ANDREASSON M, NILSAGÅRD Y. The functional gait assessment in people with multiple sclerosis: validity and sensitivity to

change. Int J MS Care，2017，19（2）：66-72.

[10] KARABIN M J，SPARTO P J，ROSANO C，et al. Impact of strength and balance on functional gait assessment performance in older adults. Gait Posture，2022，91：306-311.

[11] MARQUES L B F，MOREIRA B S，OCARINO J M，et al. Construct and criterion validity of the functional gait assessment-brazil in community-dwelling older adults. Braz J Phys Ther，2021，25（2）：186-193.

[12] WRISLEY D M，KUMAR N A. Functional gait assessment：concurrent, discriminative，and predictive validity in community-dwelling older adults. Phys Ther，2010，90（5）：761-773.

[13] BENINATO M，LUDLOW L H. The functional gait assessment in older adults：validation through rasch modeling. Phys Ther，2016，96（4）：456-468.

[14] WALKER M L，AUSTIN A G，BANKE G M，et al. Reference group data for the functional gait assessment. Phys Ther，2007，87（11）：1468-1477.

撰写：刘琪

审校：梁天培

第二节　10 米步行测试

 量表介绍

10 米步行测试（10 meter walk test，10MWT）：临床上常用的步态观察指标，可以提供步态速度（m/s）的测量，如果长时间反复测量，可以证明受试者在行走、功能和个体的整体健康状况方面的改善。

 使用指南

10 米步行测试是由有测试经验的临床工作人员按照国际通行的标准操作程序测量的，测量患者走一条 10 米长的直线所需的时间。受试者被指示以最快速度走完 14 米，测量中间 10 米的速度，即排除前 2 米和最后 2 米的速度。10 米步行测试是从受试者的足通过起始线的时刻起到他们穿过终点线的时刻为止，用秒表测量所需时间。

本研究测试 3 次，间隔休息 1 分钟。以 3 次测试时间的平均值作为最终测试结果。用时越短则表示患者步行时的动态平衡能力越好。

评定标准

脑卒中患者得分：

＜ 0.4 m/s 可以进行家庭步行；

0.4 ～ 0.8 m/s 可以进行有限的社区步行；

＞ 0.8 m/s 可以进行社区步行。

参考文献

[1]　PEEL N M，KUYS S S，KLEIN K. Gait speed as a measure in geriatric assessment in clinical settings： a systematic review. J Gerontol A Biol Sci Med Sci，2013，68（1）：39-46.

[2]　MARTIN F，INOUE E，CORTESE I C，et al. Timed walk as primary outcome measure of treatment response in clinical trials for HTLV-1-associated myelopathy： a feasibility study. Pilot Feasibility Stud，2015，1：35.

[3]　吴伟，肖灵君，林彩娜，等. 四方格移步测试（中文版）评定脑卒中患者平衡能力的信效度研究. 中国康复医学杂志，2021，36（6）：664-669.

赵依双

第三节　威斯康星步态量表

 量表介绍

脑血管病是严重威胁人类健康的疾病之一，而步行功能障碍是脑卒中患者最常见的症状。步行能力的受训往往严重影响患者的社会生活参与能力及生存质量，患者步行能力的恢复速度与程度决定了患者的预后。因此，在卒中急性期对患者进行及时有效的步行功能评估，有助于尽早识别患者步行障碍的特点，并指导早期开展下肢运动功能的康复训练。其中，威斯康星步态量表多用于评估脑卒中后偏瘫所致的异常步态。

威斯康星步态量表主要由特定步态阶段（站立和摆动）的髋关节、膝关节、踝关节运动形式，时空步态相关参数（指与步行相关的时间事件，如步幅长度、特定侧别站立的持续时间）及距离步态相关参数（如步长、步宽）等因素构成。威斯康星步态量表通过 14 个步态任务，系统检查了卒中患者瘫痪肢体站立持续时间和步长的变化，下肢站立期间的支撑基础，在站立期间执行重量转移和将重量放在瘫痪肢体上的能力，在负荷反应时将重量放在瘫痪肢体上的意愿，在行走过程中实现脚跟触地，脚趾间隙和膝关节屈曲，以及在最终站姿时髋部伸展的能力，包含了被测试者的整个步态周期（站立相、足趾离地、迈步相、足跟着地）的动作表现。这些是卒中后改变的常见步态参数。

威斯康星步态量表采用视觉评估的方式，具有方便、快捷、实用的优势和出色的可靠性，因此在临床中应用较为广泛。

研究进展

威斯康星步态量表最早于 1996 年由 Rodriquez 等提出，是一项针对卒中后偏瘫患者的特异性量表，旨在客观量化步态运动学的变化。威斯康星步态量表主要用于获取卒中后存在偏侧肢体运动功能障碍的患者其步态的质变及评估康复过程中步态随时间发生的变化。当康复医师需要通过监测偏瘫步态特征来针对性和标准化地调整康复治疗方案时，可以采用此量表。

自 1996 年 Rodriquez 等提出威斯康星步态量表后，许多研究学者对此量表进行了验证。2014 年，Yaliman 等研究发现该量表具有良好的信度和效度，可明确指出步态障碍的特点，认为针对存在下肢功能障碍的患者，根据威斯康星步态量表结果制定的康复方案在评价康复疗效方面具有较高的临床价值，可作为评价脑卒中患者步态的首选量表。此外，还有许多研究已经证明将威斯康星步态量表用于脑卒中后偏瘫患者的步态分析具有较高的可靠性和有效性（Lu et al，2015；Welman et al，2015；GuZik et al，2016）。

威斯康星步态量表作为一种评估卒中后个体步态质量的观察性工具，具有有效、准确、可靠且易于使用的特点。2019 年有研究学者进一步对威斯康星步态量表的使用进行了验证，认为最小临床重要性差异（minimal clinically important difference，MCID）为 2.25 时可以帮助康复医师确定威斯康星步态量表评分的变化是否对临床决策具有重要意义。

威斯康星步态量表是反映急性、亚急性和慢性卒中患者步态模式的可靠且灵敏的测评工具。关于有效性，威斯康星步态量表与卒中患者的运动表现和步态速度具有良好的相关性。威斯康星步态量表可评估偏瘫步态的特征，该量表根据步态周期中站立相、足趾离地、迈步相及足跟着地各个阶段的主要身体部位的位置，对这些特征进行详细分类。此外，威斯康星步态量表还考虑了与较高跌倒风险相关的运动学项目，例如较低的髋关节伸展和较低的脚趾间隙，从而揭示了偏瘫患者在行走过程中通常遵循的病理模式。因此，研究结果表明，在评估脑卒中患者下肢运动功能时，应将威斯康星步态量表与其他功能评估工具结合使用。

此外，由于威斯康星步态量表对偏瘫步态质量进行了量化，因此它在监测所有可能的步态模式方面敏感性均较高。

 使用指南

威斯康星步态量表应由专业医师或治疗师对具有下肢运动功能障碍的脑卒中患者进行客观的视觉观察评估。主要检查患者的四种体位，包括患侧站立相、足趾离地、患侧迈步相和患侧足跟着地相。在患侧站立相中，主要考察患者手持辅助工具的情况、单侧肢体支撑站立持续时间、步长、步宽及体重转移程度。在足趾离地的步态相中，主要考察患者离地过程中的停顿情况及髋关节运动形式。在患侧迈步相中，主要考察患者髋关节、膝关节、踝关节的屈曲、伸展情况。在患侧足跟着地相中，主要考察患者足底着地的情况。

 评分标准

威斯康星步态量表通过观察患者站立和摆动阶段的负重及重量转移，髋关节、膝关节、踝关节的运动形式，肢体间运动对称性，姿势的平衡，以及辅助设备使用状态，来测量患者偏瘫步态的变化。

该测试由 14 个可观察的项目组成，用于分析步态的组成部分。其中有 13 个项目评估了下肢的各种步态形式，1 个项目评估了手持步态辅助设备的使用情况。每个项目最低为 1 分，项目最高 5 分。总分最低分 14 分，最高分 45 分。分数越高，提示患者存在越严重的步态障碍。

 具体内容

威斯康星步态量表具体内容如下（表 3-3-1）。

表 3-3-1　威斯康星步态量表

体位	评定项目	1分	2分	3分	4分	5分
患侧站立相	手持助行器	不使用助行器	最小限度使用助行器	最小限度使用底面加宽的助行器	大量使用助行器	大量使用底面加宽的助行器
	患侧站立相时间	单支撑期健患侧时间相等	不等	非常短		
	健侧步长（患侧支撑）	健侧足跟超过患侧足尖	健侧足跟未超过患侧足尖	健足未超过患足		
	体重转移至患侧（使用/不使用助行器）	完全转移（头和躯干在单支撑期时转移至患侧）	部分转移	非常有限地转移		
	步宽（患侧足尖离地前两足间距离）	正常（两足间距为一只鞋子的宽度）	较宽（两足间距为两只鞋子的宽度）	宽阔（两足间距＞两只鞋子的宽度）		

老年常见运动功能量表评定规范解析

体位	评定项目	1分	2分	3分	4分	5分
足趾离地	停顿（患肢向前迈步之前）	无（无犹豫地向前迈步）	轻度犹豫	显而易见地犹豫		
	患侧髋关节伸展（从后方观察臀部皱褶）	足蹬离期患侧伸展度与健侧相同（在足尖离地过程中维持直立姿势）	轻度屈曲	轻度屈曲		
患侧迈步相	迈步相初期外旋	迈步相初期外旋	外旋增加	外旋显著增加		
	外旋显著增加	无（患侧足内收）	中度环形运动	显著的环形运动		
	迈步相中期髋关节抬高	无（骨盆于迈步相轻度倾斜）	抬高	跳跃		
	足尖离地至迈步相中期膝关节屈曲	正常（患侧膝关节屈曲度与健侧相同）	部分屈曲	部分屈曲	无屈曲	
	无屈曲	正常（足趾在迈步相期间不接触地面）	轻度拖步	轻度拖步		
	迈步相末期骨盆旋转	骨盆前倾（骨盆旋前以备足跟着地）	骨盆前倾（骨盆旋前以备足跟着地）			
患侧足跟着地	首次着地	足跟着地	全足底同时着地	足跟未接触地面		

总结

  威斯康星步态量表多由有经验的康复医师或治疗师通过视觉观察检测脑卒中后偏瘫患者的步态特点，评估每位患者在康复训练前后的步态质量，判断康复疗效。威斯康星步态量表作为一种通过视觉评价步态障碍的量表工具，具有简单、便捷、准确的特点，且信度和效度均较高，其临床应用价值已被较多研究学者所证实。

参考文献

[1] GUZIK A, DRUŻBICKI M, MAISTRELLO L, et al. Relationship between observational wisconsin gait scale, gait deviation index, and gait variability index in individuals poststroke. Arch Phys Med Rehabil, 2019, 100（9）: 1680-1687.

[2] WELLMON R, DEGANO A, RUBERTONE J A, et al. Interrater and intrarater reliability and minimal detectable change of the wisconsin gait scale when used to examine videotaped gait in individuals post-stroke. Arch Physiother, 2015, 5: 11.

[3] RODRIQUEZ A A, BLACK P O, KILE K A, et al. Gait training efficacy using a home-based practice model in chronic hemiplegia. Arch Phys Med Rehabil, 1996, 77（8）: 801-805.

[4] YALIMAN A, KESIKTAS N, OZKAYA M, et al. Evaluation of intrarater and interrater reliability of the wisconsin gait scale with using the video taped stroke patients in a Turkish sample. Neurorehabilitation, 2014, 34（2）: 253-258.

[5] LU X, HU N, DENG S, et al. The reliability, validity and correlation of two observational gait scales assessed by video tape for Chinese subjects with hemiplegia. J Phys Ther Sci, 2015, 27（12）: 3717-3721.

老年常见运动功能量表评定规范解析

[6] GUZIK A, DRUŻBICKI M, PRZYSADA G, et al. Assessment of test-retest reliability and internal consistency of the wisconsin gait scale in hemiparetic post-stroke patients. Advances in Rehabilitation, 2016, 30(3), 41-53.

[7] GUZIK A, DRUŻBICKI M, PRZYSADA G, et al. An assessment of the relationship between the items of the observational wisconsin gait scale and the 3-dimensional spatiotemporal and kinematic parameters in post-stroke gait. Gait Posture, 2018, 62: 75-79.

[8] GUZIK A, DRUŻBICKI M, WOLAN-NIERODA A, et al. The wisconsin gait scale—the minimal clinically important difference. Gait Posture, 2019, 68: 453-457.

[9] TURANI N, KEMIKSIZOĞLU A, KARATAŞ M, et al. Assessment of hemiplegic gait using the wisconsin gait scale. Scand J Caring Sci, 2004, 18 (1): 103-108.

[10] ESTRADA-BARRANCO C, CANO-DE-LA-CUERDA R, MOLINA-RUEDA F. Construct validity of the wisconsin gait scale in acute, subacute and chronic stroke. Gait Posture, 2019, 68: 363-368.

[11] PIZZI A, CARLUCCI G, FALSINI C, et al. Gait in hemiplegia: evaluation of clinical features with the wisconsin gait scale. J Rehabil Med, 2007, 39 (2): 170-174.

[12] LU X, HU N, DENG S, et al. The reliability, validity and correlation of two observational gait scales assessed by video tape for Chinese subjects with hemiplegia. J Phys Ther Sci, 2015, 27 (12): 3717-3721.

撰写：李思奇

审校：王赵霞

第四章 卒中后综合功能评定

美国国立卫生研究院卒中量表

美国国立卫生研究院卒中量表

 量表来源

1989 年，Thmos 等为了急性脑卒中的治疗研究，设计了一个包括 15 个项目的神经功能检查量表，它是从 3 个量表（Toronto Stroke Scale，Oxbury Initial Severity Scale，Cincinnati Stroke Scale）中选取有意义的项目组成一个量表，包含每个主要脑动脉病变可能出现的神经系统检查项目（如视野评测大脑后动脉梗死），并且增加了从 Edinburg—2 昏迷量表中选取的两个项目来补充精神状态检查，最终形成了美国国立卫生研究院卒中量表（the National Institutes of Health Stroke Scale，NIHSS）。

NIHSS 是目前世界上较为通用的、简明易行的评价急性卒中患者神经功能缺损程度的综合性量表：它使用简便，2 分钟左右即可完成评估，几乎不引起疲劳，可在一天内多次检查；它评价标准客观，信度和效度经临床试验证实较高；它在神经科医师、研究人员、护士之间的重测信度上没有显著差别，适用于不同专业的医务人员。NIHSS 在卒中患者病情评估、预后预测、个体化治疗及疗效观察等方面有重要作用。

虽然 NIHSS 在世界范围内被广泛使用，但是其本身仍有一定的局限性。因为除了视野、共济失调、忽视症外，其他项目都是反映前循环病变的条目，后循环脑卒中所分配的分值权重较少，对于后循环脑卒中的患者，NIHSS 不能很好地反映功能障碍的严重程度。对于有痴呆、刚唤醒或有既往疾病后遗症的患者，NIHSS 可能高估患者病情的严重程度。NIHSS 在急性期敏感度高，对于卒中恢复期和后遗症期，不宜选用该量表。

具体量表

NIHSS 量表包括 11 大项，分别是：意识 [意识水平（最高 3 分）、意识水平提问（最高 2 分）、意识水平指令（最高 2 分）]、凝视（最高 2 分）、视野（最高 3 分）、面瘫（最高 3 分）、上肢运动（左右上肢分别记分，单侧上肢最高 4 分，截肢或关节融合记为 UN）、下肢运动（左右下肢分别记分，单侧下肢最高 4 分，截肢或关节融合记为 UN）、共济失调（最高 2 分，截肢或关节融合记为 UN）、感觉（最高 2 分）、语言（最高 3 分）、构音障碍（最高 2 分，气管插管或其他物理障碍导致不能讲话记为 UN）、忽视症（最高 2 分）。

该表总分 42 分，NIHSS 分数越高，说明患者神经功能受损越严重。对于最严重的患者，由于无法进行共济失调的检查，该项记为 0 分，故最高只有 40 分。病情分级：NIHSS 评分 0～1 分：正常或几乎正常；1～4 分：轻度卒中或小卒中；5～15 分：中度卒中；16～20 分：中重度卒中；21 分及 21 分以上：重度卒中。

使用指南

检查者应该按照 NIHSS 项目的顺序，按照每个项目的指导语进行检查。除凝视和语言这两项外，其他项目均应该记录患者的第一反应而非最佳反应；得分情况必须按照患者所做来评定，而不是根据检查者认为患者可以做什么而给分；边检查边记录患者得分，不可以返回修改评分；尽量避免诱导和训练患者。下面给出各小项的操作要点。

第四章 卒中后综合功能评定

1. 意识

1a. 意识水平

通过病史采集，我们可以充分获取患者的意识信息。必要时针对病史或入院信息（如患者叫什么名字，有什么症状，症状的持续时间）询问 2～3 个问题。意识清醒的患者记 0 分；意识不清醒的患者，检查者应给予轻微刺激（如呼唤或轻拍），能唤醒的患者，记 1 分；若轻微刺激不能唤醒，继续给予重复刺激，若能引起患者注意，记 2 分；若不能引起患者注意，则给予强烈刺激或疼痛刺激（按压胸骨或甲床），若引起患者非重复性固定运动，记 2 分；若患者仅出现反射活动或自主神经反射性表现甚至完全无反应、无反射、软瘫，记 3 分。若检查者和患者互相听不懂，亲友可代为翻译。意识水平的 3 分要慎重评定，如果 1a 评分为 3 分，除了 2、3 项评分会有波动，其他项目的评分均会固定，此时 NIHSS 评分至少 35 分，最高 40 分。

1b. 意识水平提问

询问患者现在的年龄和月份，不要暗示患者。患者给出的回答必须准确无误，答案相近不算正确。只根据患者的初次回答评分。运动性失语的患者可以笔答。若气管插管、口咽气道创伤导致患者有严重的发音困难，记 1 分，若患者因感觉性失语无法理解问题，记 2 分。

1c. 意识水平指令

先让患者睁眼闭眼，再让患者用非瘫痪侧肢体松拳握拳。对于反应迟钝或不能理解的患者，可进行动作示范。对于无力完成指令的患者，只要他有遵医嘱的尝试性动作，即可算正确。患者有创伤、截肢或者其他身体障碍影响命令执行时，可用其他替代性动作。

2. 凝视

这一项的目的是观察患者的水平性眼球运动并打分。失语、失明、昏迷都不影响该项记分。检查时，先观察患者眼球在自然位是否居中，有无凝视或者偏斜，再检查眼球水平运动。对于失语或意识模糊的患者，检查者可以通过与其建立目光接触，绕床走进行检查；如果患者仍然不能配合，则应检查其头眼反射；对于1a评分为3分的患者，根据凝视能否被头眼反射所纠正进行评分。这一项检查是观察首次反应、不能训练原则的例外。如果患者眼球能活动但不充分（即部分凝视麻痹），无论是单眼还是双眼，均记1分；如果患者有完全性凝视麻痹，且凝视麻痹能被头眼反射克服，仍记1分；如果患者的完全性凝视麻痹不能被头眼反射克服，则记2分。

3. 视野

嘱患者盯住检查者的鼻尖，用手指数或手指活动对诊法分别检测患者每只眼的上、下象限视野，先进行单侧视野检查，再进行双侧视野检查；无法使用对诊法检查时（如1a评分为3分的患者），使用视威胁检查，检查时注意背屈手指，观察患者是否有眨眼等反应，若无反应记为3分。对于失明的患者，若为单眼盲，则以正常眼的视野记分；若为全盲，则记3分。

4. 面瘫

让患者龇牙、扬眉、紧闭双眼，可以通过言语指令检查，也可进行动作示范，对反应迟钝或理解困难的患者用伤害性刺激（如按压眼眶）的反应评价。只有患者功能完全正常时才能记0分；任何明确的上运动神经元面瘫记2分；介于两者之间的情况，如鼻唇沟变浅或微笑不对称，记1分；单侧或双侧面部运动缺乏的下运动神经元面瘫患者记 3 分。

5. 上肢运动

可以使用言语指令或动作示范来辅助进行检查，但不能使用疼痛刺激。在检查过程中大声计数让患者听到并用手指示意计数，先检查患侧肢体，再检查非患侧肢体。上肢运动检查时，嘱患者掌心向下，坐位时，上肢伸直抬高 90°，卧位时上肢伸直抬高 45°，坚持 10 秒。

6. 下肢运动

下肢运动检查时要让患者取仰卧位，下肢伸直抬高 30°，坚持 5 秒。在释放患者肢体瞬间开始计数，并注意开始时有无上下摇晃，只有在摇晃后出现肢体漂移，才记为异常。

7. 共济失调

通过指鼻试验和跟膝胫试验来检测患者是否有共济失调，只有当运动失调与肢体无力明显不成比例时才能算作异常。如果肢体无力的患者表现出轻微的共济失调，检查者又不能确定是否与肢体无力不成比例时，记 0 分。患者因不能理解或肢体瘫痪而无法完成检查时，不能算作运动失调。若患者有 1 个肢体共济失调，记 1 分；有 2 个及以上肢体共济失调，记 2 分，对有共济失调的患者，还需记录共济失调出现在哪一侧肢体。对视力障碍者，可以通过让其用伸展的手臂触碰鼻头的方式来评估共济失调。

8. 感觉

评估的是针刺觉，检查部位包括面部（耳前）、上肢（手腕上方）、躯干、膝盖下方（内侧）及踝上方，注意左右对比。患者反应迟钝或失语时，进行疼痛刺激，根据疼痛刺激引起的退缩反应记分。不要测试肢体末端，也不要隔着衣服测试。

9. 语言

　　虽然通过病史询问和前面项目的检查可以大致了解患者的语言情况，但是使用图片描述卡、命名识别卡、语句表进行进一步检查是必需的（图 4-1-1A ～图 4-1-1C）。这一项是第一反应原则的例外。对于有视力障碍的患者，可以将物体放到他的手上，让其辨认、复诵和对话。气管插管的患者可以手写回答。只有完全哑的或昏迷的患者才给 3 分，对于木僵或无法配合的患者，需要选择一个合适的分值。

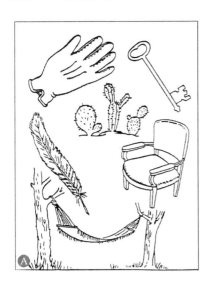

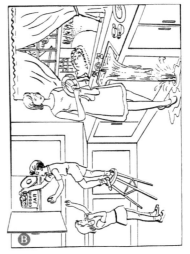

请您读出下列句子：

知道

下楼梯

回家做饭

在学校复习

发表精彩演讲

请您读出下列单词：

妈妈

大地

飞机飞机

丝绸

按时开工

吃葡萄不吐葡萄皮

图 4-1-1　图片描述卡、命名识别卡、语句表和单词表

10. 构音障碍

使用单词表（图 4-1-1D）来检查患者是否有构音障碍，检查前不要告知患者进行检查的原因，以免患者有所准备。若患者有严重的失语，可以通过评估自发语言时发音的清晰度，来间接判断其构音问题。患者因气管插管或其他物理障碍不能讲话时，记录 UN，同时注明原因。

11. 忽视症

主要进行空间视觉忽视和触觉忽视检查。通过病史采集和前面的 10 项检查，检查者已获得了部分关于此项的信息。先刺激单侧，再双侧同时刺激。对于视觉障碍的患者，只要双侧皮肤刺激正常，就算正常。失语的患者只要注意到双侧就算正常。视空间失认（不能识别物体空间位置和物体间的关系，如在熟悉的环境中找不到方向或迷路）算作异常，疾病感缺失也算作异常。

 评定标准

美国国立卫生研究院卒中量表评定标准如下（表 4-1-1）。

表 4-1-1 美国国立卫生研究院卒中量表

项　目	评分标准
1a. 意识水平 即使不能全面评价（如气管插管、语言障碍、气管创伤、绷带包扎等），检查者也必须选择一个反应。若患者在疼痛刺激时仅出现反射活动、自主神经反射性表现，或无任何反应，方记录 3 分	0 ＝清醒，反应敏锐 1 ＝嗜睡，轻微刺激能唤醒、可回答问题或执行指令或有反应 2 ＝昏睡或反应迟钝，需强烈刺激、反复刺激或疼痛刺激才能有非刻板反应 3 ＝仅有反射活动或自发反应，或完全无反应、软瘫

项　目	评分标准
1b. 意识水平提问 （仅对最初回答评分，检查者不要提示）询问患者现在的月份及他 / 她的年龄。回答必须准确无误，纵使答案相近也不能得分。不能理解问题的失语症患者、木僵和昏迷者记 2 分，患者因气管插管、气管创伤、严重构音障碍、语言障碍或其他任何原因不能说话者（非失语所致）记 1 分。可书面作答	0 ＝都正确 1 ＝正确回答一个 2 ＝两个都不正确
1c. 意识水平指令 要求睁眼、闭眼；非瘫痪手握拳、张手。若双手不能检查，用另一个指令（伸舌）。仅对最初的反应评分，有明确努力但未完成也给评分。若对指令无反应，用动作示意，然后记录评分。对有创伤、截肢或其他生理缺陷者，应给予一个适宜的指令	0 ＝都正确 1 ＝正确完成一个 2 ＝都不正确
2. 凝视 只测试水平眼球运动。对自主或反射性(头眼反射)眼球运动记分。若眼球侧视能被自主或反射性活动纠正，记录 1 分。若为孤立性外周神经麻痹（Ⅲ、Ⅳ、Ⅵ），记 1 分。在失语患者中，凝视是可测试的。对眼球创伤、绷带包扎、盲人，或有视觉、视野疾病的患者，由检查者选择一种反射性运动来测试。建立与眼球的联系，然后从一侧向另一侧运动，偶尔能发现凝视麻痹	0 ＝正常 1 ＝部分凝视麻痹（单眼或双眼凝视异常，但无被动凝视或完全凝视麻痹） 2 ＝被动凝视或完全凝视麻痹（不能被头眼动作克服）
3. 视野 如果患者能看到侧面的手指，记录正常。如果眼盲或眼球摘除，检查另一只眼。明确的非对称盲（包括象限盲），记 1 分。任何原因的全盲记 3 分，若患者濒临死亡记 1 分。两眼视野不一致时，选较好的一侧记分。若患者有单侧视觉忽视，记 1 分，该结果用于回答问题 11	0 ＝无视野缺失 1 ＝部分偏盲 2 ＝完全偏盲 3 ＝双侧盲（全盲，包括皮质盲）

老
年
常
见
运
动
功
能
量
表
评
定
规
范
解
析

项 目	评分标准
4. 面瘫 言语指令或动作示意，要求患者示齿、扬眉和闭眼。对反应差或不能理解的患者，根据受到有害刺激时表情的对称情况记分。若患者有颜面部创伤/绷带、气管插管或其他障碍影响面部检查时，则应该在尽可能移除障碍物后再测量	0 = 正常 1 = 轻度面瘫（鼻唇沟变浅、微笑时不对称） 2 = 部分面瘫（下面部完全或几乎完全瘫痪，中枢性面瘫） 3 = 完全面瘫（单或双侧瘫痪，上下面部缺乏运动，周围性面瘫）
5. 上肢运动 将患者肢体置于合适的位置，上肢伸展：坐位 90°，卧位 45°，要求坚持 10 秒；对失语的患者用语言或动作鼓励，不用有害刺激。评定者可以抬起患者的上肢到要求的位置，鼓励患者坚持。依次检查每个肢体，从非瘫痪侧上肢开始。只有在截肢或肩关节融合时，才记为 UN	0 = 无下落，于要求位置坚持 10 秒 1 = 能抬起但不能坚持 10 秒，下落时不撞击床或其他支持物 2 = 能部分抵抗重力，但上肢不能达到或维持要求位置，较快下落到床上 3 = 不能抗重力，上肢快速下落，但上肢可有部分活动 4 = 无运动 UN = 截肢或关节融合
6. 下肢运动 将患者肢体置于合适的位置：下肢卧位抬高 30°，要求坚持 5 秒；对失语的患者用语言或动作鼓励，不用有害刺激。评定者可以抬起患者的下肢到要求的位置，鼓励患者坚持。依次检查每个肢体，从非瘫痪侧下肢开始。只有在截肢或髋关节融合时，才记为 UN	0 = 无下落，于要求位置坚持 5 秒 1 = 能抬起但不能坚持 5 秒，下落时不撞击床 2 = 能部分抵抗重力，但下至不能达到或维持要求位置，较快下落到床上 3 = 不能抵抗重力，下肢快速下落，但下肢有部分活动 4 = 无运动 UN = 截肢或关节融合
7. 共济失调 目的是发现单侧小脑病变的证据。检查时患者睁眼，若有视力缺陷，应确保测试是在患者良好的视野内进行。让患者行双侧指鼻试验、跟膝胫试验，只有共济失调与肢体无力明显不呈比例时才记分。若患者不能理解或肢体瘫痪，记为 0 分。盲人用伸展的上肢摸鼻。若为截肢或关节融合，记录为 UN，并解释清楚	0 = 没有共济失调 1 = 一个肢体有 2 = 两个及以上上肢体有 共济失调在： 右上肢：1= 有，2= 无，UN= 截肢或关节融合 左上肢：1= 有，2= 无，UN= 截肢或关节融合 右下肢：1= 有，2= 无，UN= 截肢或关节融合 左下肢：1= 有，2= 无，UN= 截肢或关节融合

项　　目	评分标准
8. 感觉 用针尖刺激和撤除刺激观察昏迷或失语患者的感觉和表情。只对与卒中有关的感觉缺失评分。偏身感觉丧失者需要精确检查，应测试身体多处部位：上肢（不包括手）、下肢、躯干、面部。严重或完全的感觉缺失，记2分。昏迷或失语者可记1或0分。脑干卒中双侧感觉缺失记2分。无反应或四肢瘫痪者记2分。昏迷患者（1a＝3）记2分	0＝正常，没有感觉缺失 1＝轻到中度，患侧感觉针刺不锐利或迟钝或仅有触觉 2＝严重或完全感觉缺失，患者面、上肢、下肢无触觉
9. 语言 命名、阅读测试。患者必须依所附图片解说发生的事情并且说出图片中物品的名称及读出所附的句子。通过患者的反应及他在一般神经系统检查中对指令的反应可以判断其理解能力。若进行视觉缺损干扰测试，可让患者识别放在手上的物品，重复和发音。有气管插管或不能说话者手写回答。昏迷患者（1a＝3）3分，给恍惚或不合作者选择一个记分，但3分仅给不能说话者或一点都不执行指令的人	0＝正常，无失语 1＝轻到中度；流利程度和理解能力部分下降，但表达无明显受限 2＝严重失语，交流通过患者破碎的语言表达，听者须推理、询问、猜测，能交换的语言范围有限，检查者感交流困难 3＝不能说话者或完全失语，不能讲或不能理解
10. 构音障碍 不要告诉患者为什么做测试，以免患者有所准备。嘱患者读或重复附表上的单词。若患者有严重的失语，评估自发语言时发音的清晰度。若患者因气管插管或其他物理障碍不能讲话，记为UN，同时注明原因	0＝正常 1＝轻到中度，至少有一些发音不清，虽有困难，但能被理解 2＝严重，言语不清，不能被理解，或者是静默、无法发音 UN＝气管插管或其他物理障碍
11. 忽视症 在先前检测过程中，已有充分的数据来确认患者是否可能有忽视症状。若患者有严重的视觉丧失影响视觉忽略的检查，只要患者双侧皮肤刺激正常，就记录为正常。若患者有失语症但仍对两侧的刺激有反应，则记录为正常。视觉空间忽略和疾病感缺失可作为忽略的证据。只有在异常的状况出现时才会记录为异常。此项目没有不适用者	0＝没有忽视症 1＝视、触、听、空间觉或个人的忽视；或对任何一种刺激的双侧感觉同时消失 2＝严重的偏身忽视；超过一种形式的偏身忽视；不认识自己的手，只对一侧空间定位

[1] 陈晓春，潘晓东，蔡国恩，等 . 神经科查体及常用量表速查手册 . 北京：化学工业出版社，2021：86-92.

[2] POWERS W J，RABINSTEIN A A，ACKERSON T，et al. Guidelines for the early management of patients with acute ischemic stroke：2019 update to the 2018 guidelines for the early management of acute ischemic stroke：a guideline for healthcare professionals from the American heart association/ American stroke association. Stroke，2019，50（12）：e344-e418.

撰写：郭双辉

审校：李越秀

点评：袁俊亮

第五章　帕金森综合功能评定

国际运动障碍协会帕金森病统一评定量表

（第三部分）

国际运动障碍协会帕金森病统一评定量表（第三部分）

 量表介绍

19世纪80年代为提供评估帕金森病（Parkinson's disease, PD）相关损伤和残疾全面有效的方法，经过不断地开发和试用，1987年正式发表了帕金森病统一评定量表（Unified Parkinson's disease Rating Scale, UPDRS），此后在PD领域临床应用广泛。2001年国际运动障碍协会（Movement Disorder Society, MDS）指出，UPDRS作为一个复合量表，其四部分内容涵盖了PD多个方面的内容；该量表还提供了教学录像带，使其应用更加标准化。UPDRS量表同时也存在信息收集不均匀、部分项目评分可靠性较差、部分项目冗余及部分项目欠缺等不足。基于这些不足，2008年MDS对UPDRS进行了修订，即国际运动障碍协会帕金森病统一评定量表（Movement Disorder Society-Unified Parkinson's Disease Rating Scale, MDS-UPDRS），并进行了临床验证，证明了MDS-UPDRS对于PD及相关运动障碍疾病评估的有效性，至此在临床及科研中广泛使用。

MDS-UPDRS包括四部分。第一部分：日常生活非运动症状体验；第二部分：日常生活运动症状体验；第三部分：运动功能检查；第四部分：运动并发症。由于临床上更多注重运动功能评估，因此本节将对MDS-UPDRS第三部分（MDS-UPDRS Ⅲ）进行详细介绍。

使用指南

MDS-UPDRS Ⅲ在药物开期或关期均可使用，临床可用于评估 PD 疾病的严重程度，也可通过服药前及服药后 1 小时、2 小时、3 小时 MDS-UPDRS Ⅲ评分的改善率明确药物的起效时间、持续时间及 PD 患者或 PD 相关运动障碍性疾病患者对多巴胺能药物的反应性，同时也可通过服药后改善率辅助 PD 疾病诊断。

 评定标准

MDS-UPDRS Ⅲ共包括 18 项，涉及 PD 多个运动症状，如构音障碍、肌强直、运动迟缓、步态姿势、震颤。每项评分为 0～4 分，分值越高，代表运动功能损伤越重。量表内容及评分细则如下（表 5-1-1）。

表 5-1-1　国际运动障碍协会帕金森病统一评定量表第三部分

3a. 患者是否正接受帕金森病药物的治疗？□是 □否
3b. 若是患者正接受帕金森病药物的治疗，请依据以下定义标明患者的临床功能状态：
□"开"：是指当患者接受药物并对药物治疗反应良好时的典型临床功能状态
□"关"：是指当患者即使接受药物也对药物治疗反应不佳时的典型临床功能状态
3c. 是否有服用左旋多巴药物？□是 □否
若是有服用左旋多巴，请标明距离最后一次服用此药物约（　）分钟

3.1 言语 说明：倾听患者的说话，如果有需要的话请与患者进行对话，可以和患者讨论他的工作、兴趣嗜好、运动或者他是如何到医师的办公室等话题。评估患者的音量、音调与咬字清晰度，包括是否有口齿不清、口吃与说话急促的症状。 0：正常：没有语言的问题 1：轻微：丧失正常的音调、发音与音量，但是所有的字句仍可以轻易听懂了解 2：轻度：丧失正常的音调、发音与音量，少数的字句听不清楚，但是整体的语句仍可轻易了解 3：中度：患者的语言很难了解，某些语句（但非大部分语句）非常难被听懂 4：重度：患者的大部分语言很难了解甚至完全听不懂	
3.2 面部表情 说明：观察患者在静坐休息 10 秒钟时，不讲话及讲话时的表情变化，观察患者的眨眼频率、有无面具脸或是面无表情，有无自发性的笑容及嘴唇微张。 0：正常：正常面部表情 1：轻微：轻微面无表情，只有眨眼次数减少而已 2：轻度：除了眨眼次数减少之外，面具脸出现在脸的下半部，即嘴巴附近较少运动，例如自发性的笑容减少，但是嘴唇没有微张 3：中度：面具脸，当嘴巴休息时有时会出现嘴唇微张情形 4：重度：面具脸，当嘴巴休息时大多数的时间会出现嘴唇微张情形	
3.3 强直 说明：强直是在患者放松休息状态下，评定者通过转动、扭转患者四肢及颈部以评估患者主要关节被移动时的状况来判断。分别对患者颈部及四肢关节进行测量及评分。针对上肢检查，请同时测试腕关节及肘关节；针对下肢检查，请同时测试股关节及膝关节。若是没检测到强直情形，请患者用未测试的另一边肢体做一些诱发动作，例如手指拍打、手掌握合或是脚跟点地等动作。在做此项检查时请与患者解释，请其尽量放轻松。 0：正常：没有强直 1：轻微：只有其他肢体在做诱发动作时才可测到 2：轻度：不需做诱发动作即可测到强直，但是关节范围内的动作可以轻易达成 3：中度：不需做诱发动作即可测到强直，并且关节范围内的动作需要吃力才可以达成 4：重度：不需做诱发动作即可测到强直，并且关节范围内的动作无法完成	颈 右上肢 左上肢 右下肢 左下肢

3.4 手指拍打 说明：双手分别测试。向患者示范如何做这个动作，但是一旦患者开始做测试动作即停止示范。请患者大拇指与示指尽量打开，并以最快的速度拍打 10 次。双手分别测试评分，评估动作的速度、手指打开的幅度大小、有无动作迟疑或是停顿及手指打开的幅度是否有越来越小的趋势。	
0：正常：没有问题	右
1：轻微：有下列情形之一：a.手指拍打动作的规律性被 1 或 2 次的动作中断或是迟疑所打断；b.动作稍微变慢；c.手指打开的幅度在 10 下的范围最后有越来越小的趋势	左
2：轻度：有下列情形之一：a.手指拍打动作的规律性被 3～5 次的动作中断或是迟疑所打断；b.动作轻度变慢；c.手指打开的幅度在 10 下的范围中途有越来越小的趋势	
3：中度：有下列情形之一：a.手指拍打动作的规律性被超过 5 次的动作中断或是迟疑所打断，或是出现至少 1 次的动作冻结；b.动作中度变慢；c.手指打开的幅度在一开始就有越来越小的趋势	
4：重度：因为动作迟缓或中断而不能或是几乎无法做此项动作	
3.5 手掌运动 说明：双手分别测试。向患者示范如何做这个动作，但是一旦患者开始做测试动作即停止示范。请患者手握拳头同时手肘弯曲，手心面对测试者，请患者手掌尽量张开并以最快的速度连续手掌握紧 – 张开 10 次，若是患者没有确实地握紧或是张开，请提醒患者。双手分别测试评分，评估动作的速度、手掌打开的幅度大小、有无动作迟疑或是停顿及是否有手掌打开的幅度越来越小的趋势。	
0：正常：没有问题	右
1：轻微：有下列情形之一：a.手掌开合的规律性被 1 或 2 次的动作中断或是迟疑所打断；b.动作稍微变慢；c.手掌打开的幅度在 10 下的范围最后有越来越小的趋势	左
2：轻度：有下列情形之一：a.手掌开合的规律性被 3～5 次的动作中断或是迟疑所打断；b.动作轻度变慢；c.手掌打开的幅度在 10 下的范围中途有越来越小的趋势	
3：中度：有下列情形之一：a.手掌开合的规律性被超过 5 次的动作中断或是迟疑所打断，或是出现至少 1 次的动作冻结；b.动作中度变慢；c.手掌打开的幅度在一开始就有越来越小的趋势	
4：重度：因为动作迟缓或中断而不能或是几乎无法做此项动作	

（续表）

3.6 前臂回旋运动 说明：双手分别测试。向患者示范如何做这个动作，但是一旦患者开始做测试动作即停止示范。请患者手心向下，手臂于身体前方伸直，以最快的速度连续将手心完全转向上面及下面做 10 次。双手分别测试评分，评估动作的速度、手掌打开的幅度大小、有无动作迟疑或是停顿及是否有手掌翻转的幅度越来越小的趋势。 0： 正常：没有问题 1： 轻微：有下列情形之一： a.手掌翻转的规律性被 1 或 2 次的动作中断或是迟疑所打断； b.动作稍微变慢； c.手掌翻转的幅度在 10 下的范围最后有越来越小的趋势 2： 轻度：有下列情形之一： a.手掌翻转的规律性被 3～5 次的动作中断或是迟疑所打断； b.动作轻度变慢； c.手掌翻转的幅度在 10 下的范围中途有越来越小的趋势 3： 中度：有下列情形之一： a.手掌翻转的规律性被超过 5 次的动作中断或是迟疑所打断，或是出现至少 1 次的动作冻结；b.动作中度变慢；c.手掌翻转的幅度在一开始就有越来越小的趋势 4： 重度：因为动作迟缓或中断而不能或是几乎无法做此项动作	右 左
3.7 脚趾拍地运动 说明：双脚分别测试。向患者示范如何做这个动作，但是一旦患者开始做测试动作即停止示范。请患者舒适就坐在有直背及把手的椅子上，并将脚跟置放于地上。然后请患者尽量以最大幅度及最快速度脚趾拍地 10 次。双脚分别测试评分，评估动作的速度、脚趾距离地板的幅度大小、有无动作迟疑或是停顿及是否有脚趾拍打的幅度越来越小的趋势。 0： 正常：没有问题 1： 轻微：有下列情形之一： a.脚趾拍打的规律性被 1 或 2 次的动作中断或是迟疑所打断； b.动作稍微变慢； c.脚趾拍打的幅度在 10 下的范围最后有越来越小的趋势 2： 轻度：有下列情形之一： a.脚趾拍打的规律性被 3～5 次的动作中断或是迟疑所打断； b.动作轻度变慢； c.脚趾拍打的幅度在 10 下的范围中途有越来越小的趋势 3： 中度：有下列情形之一： a.脚趾拍打的规律性被超过 5 次的动作中断或是迟疑所打断，或是出现至少 1 次的动作冻结；b.动作中度变慢；c.脚趾拍打的幅度在一开始就有越来越小的趋势 4： 重度：因为动作迟缓或中断而不能或是几乎无法做此项动作	右 左

老年常见运动功能量表评定规范解析

3.8 两脚灵敏度测试 说明：请患者坐在附有扶手的靠背椅上，双脚舒适的放于地板上。双脚分别测试评分，向患者示范如何做这个动作，但是一旦患者开始做测试动作即停止示范。请患者舒适就座并将双脚置放于地上，然后请患者尽量以最大幅度及最快速度将脚抬高跺地拍打 10 次。双脚分别测试评分，评估动作的速度、脚距离地板的幅度大小、有无动作迟疑或是停顿及是否有脚跺地的幅度越做越小的趋势。 0： 正常：没有问题 1： 轻微：有下列情形之一： a.脚跺地的规律性被 1 或 2 次的动作中断或是迟疑所打断； b.动作稍微变慢； c.脚跺地的幅度在 10 下的范围最后有越来越小的趋势。 2： 轻度：有下列情形之一： a.脚跺地的规律性被 3～5 次的动作中断或是迟疑所打断； b.动作轻度变慢； c.脚跺地的幅度在 10 下的范围中途有越来越小的趋势。 3： 中度：有下列情形之一： a.脚跺地的规律性被超过 5 次的动作中断或是迟疑所打断，或是出现至少 1 次的动作冻结；b.动作中度变慢；c.脚跺地的幅度在一开始就有越来越小的趋势 4： 重度：因为动作迟缓或中断而不能或是几乎无法做此项动作	右 左
3.9 起立 说明：请患者坐在附有扶手的靠背椅上，双脚舒适的放于地板上，身体往后坐 （如果患者身高没有太矮的话）。请患者两手交叉置于胸前之后站立起身，若是不成功的话，重复这个动作至多 2 次；若仍不成功，请患者维持两手交叉置于胸前的姿势，但是身体往椅子前面坐，再试 1 次；若仍不成功，请患者推椅子的把手站起来，此动作可以允许患者尝试 3 次；若仍不成功，请协助患者站起来。待患者站起来后，请观察患者 3.13 项目的姿势。 0： 正常：没有问题，可以快速不迟疑的站起来 1： 轻微：站起来的动作较正常稍微缓慢；或是需要超过 1 次的尝试；或是需要身体往椅子前面坐才能站起来。不需要手推椅子把手站起来 2： 轻度：可以自己手推椅子把手站起来 3： 中度：需要手推椅子把手站起来，但是容易向后跌回椅子中；或是需要 1 次以上尝试自己推椅子把手站起，不需要别人帮助 4： 重度：无法不需别人帮助的起身	

3.10 步态

说明：测试步态最好的方式是请患者朝着测试者来回走动，这样测试者才能同时观察患者身体的左右侧；患者需要走动至少10米之后转身并走回测试者。这个部分检查许多动作，包括步伐大小、步伐速度、脚步离地高度、走路时脚跟着地情形、转身与两手摆动，但不包括步态冻结。可以同时观察"冻结步态"，但是请记录于下一评估项目（3.11），也可以同时观察患者的"姿势"，并记录于3.13项目中。

0：正常：没有问题
1：轻微：可以独立行走但是有少许的步态问题
2：轻度：可以独立行走但是有明显的步态问题
3：中度：需要协行工具来帮助患者安全的行走（例如手杖或是助行器），但是仍不需要旁人协助
4：重度：完全无法行走或是需要旁人的协助

3.11 冻结步态的评估

说明：在测试患者步态的时候，同时观察是否有步态冻结的情形发生。注意是否有起始困难及小碎步、步态不连贯的情形发生，特别是在转弯及快要走到终点的时候。除非有安全上的考虑，否则尽可能不要给患者感觉刺激的走路提示。

0：正常：没有步态冻结
1：轻微：在步态起始、转弯，或是走过出入口时有1次的停顿，但之后可以于平直路面上平顺的行走
2：轻度：在步态起始、转弯，或是走过出入口时有超过1次的停顿，但之后可以于平直路面上平顺的行走
3：中度：在平直路面上行走时有1次的步态冻结
4：重度：在平直路面上行走时有多次的步态冻结

3.12 后拉试验

说明：此项检查测试患者于双眼张开同时双脚微张的情形下，被一快速而有力的力量拉动时的身体反应，测试患者往后退的情形。评定者站于患者身后，并向患者解说接下来会发生的事，并向患者解释他可以被允许往后退一步以防止被拉倒，在评定者背后应有一面墙，墙应距离评定者至少1～2 m以允许评定者观察患者后退的情况。第1次拉动患者为示范动作，动作应较轻且不列入记分中。第2次拉动患者肩膀的动作应快速而有力，以确定患者必须倒退一步以保持平衡。评定者必须随时准备好以接住患者，但需保持一段距离以观察患者后退维持平衡的情况。不可让患者采取弯腰的姿势以试图对抗你的拉力；小于或是等于两步的倒退被认为是正常的姿势平衡反应，而3步以上的后退为不正常的姿势反应。若是患者不了解你的解说，测试者可以重复示范此项检查动作直到患者了解，或是直到测试者明白患者是因行动上的限制而非误解或是未准备好而导致此项检查表现不佳。同时观察患者的"姿势"，并记录于3.13项目中。

0：正常：没有问题，后退1～2步即恢复站立平衡
1：轻微：需要3～5步，不需别人协助
2：轻度：需要5步以上，仍不需别人协助
3：中度：可以安全地站立，但是缺乏姿势平衡反应，没有扶住会摔倒
4：重度：非常不稳，即使在自然状态或轻轻一拉患者的肩膀就有失去平衡的倾向

3.13 姿势

说明：此项检查测试患者于座椅中站起时、行走时及测试姿势平稳反应时的姿势。若你注意到患者的姿势不正确，提醒患者挺直并检查姿势是否有改进（见以下第二评分等级）。对上述3个观察点中最不正确的姿势评分，注意是否有身体前倾或是左右侧弯的情形。

0：正常：没有问题
1：轻微：不是很挺直，对老人可算是正常
2：轻度：明确的身体侧弯、脊柱侧弯或是身体倾向一侧，但若是经提醒可以将姿势矫正回来
3：中度：驼背、脊柱侧弯或是身体倾向一侧，无法经提醒将姿势矫正回来
4：重度：重度的驼背、脊柱侧弯或是身体倾向一侧，导致姿势极度异常

3.14 全身自发性的动作评估（动作迟缓）

说明：此项全面性的检查需综合下列动作的观察，包括动作缓慢、迟疑、整体而言的动作及幅度小，此项评估仰赖评定者观察完患者自发性的动作后的整体印象（包括坐姿、站立时和起身行动等动作）。

0：正常：没有问题
1：轻微：整体动作稍微变慢，全身自发性的动作稍微减少
2：轻度：整体动作轻度变慢，全身自发性的动作轻度减少
3：中度：整体动作中度变慢，全身自发性的动作中度减少
4：重度：整体动作重度变慢，全身自发性的动作重度减少

老年常见运动功能量表评定规范解析

3.15 双手姿势性震颤 说明：所有的震颤，包括在此姿势下重新出现的静止型震颤，都需被包含于评分中。双手分别测试，记录最大的震颤幅度。指引患者手心向下手臂于身体前方伸直，手腕打直同时手指分开不碰到隔壁指头。观察这个姿势10秒。 0：正常：没有震颤 1：轻微：出现震颤，但是震颤幅度小于1 cm 2：轻度：出现震颤，震颤幅度介于1～3 cm 3：中度：出现震颤，震颤幅度介于3～10 cm 4：重度：出现震颤，震颤幅度至少大于10 cm	右 左
3.16 双手动作性震颤 说明：这项检查需要请患者做手指到鼻尖的来回动作；手臂由伸直的姿势开始，请患者至少做3次手指到鼻尖的来回动作，请患者的手指尽可能伸远去碰触测试者的手指头，此项动作需缓慢进行以观察是否有震颤发生。另一只手也重复此项动作，双手分开测试。震颤可以出现在整个手指移动过程中，或是出现在快碰触到目标物（测试者的手指头或是患者的鼻尖）时。根据震颤的最大幅度评分。 0：正常：没有震颤 1：轻微：出现震颤，但是震颤幅度小于1 cm 2：轻度：出现震颤，震颤幅度介于1～3 cm 3：中度：出现震颤，震颤幅度介于3～10 cm 4：重度：出现震颤，震颤幅度至少大于10 cm	右 左
3.17 静止性震颤幅度 说明：本项与下一项检查被特意地放在整个动作评估的最后，以允许评定者观察随时可能出现在任一检查项目中的静止性震颤，包括静坐时、走路时或是某部分的肢体被转动检测时。根据观察到的最大幅度震颤评分，只评估震颤的幅度而非震颤的持续性或是间断性。这项检查尚需请患者静坐于椅子10秒钟，双手静置于椅子扶手上，同时双脚舒适地置于地板。静止性震颤需要对四肢及唇/下颌分别进行评估。根据震颤的最大幅度评分。 肢体震颤评估 0：正常：没有震颤 1：轻微：出现震颤，但摇晃幅度小于或等于1 cm 2：轻度：出现震颤，震颤幅度介于1～3 cm 3：中度：出现震颤，震颤幅度介于3～10 cm 4：重度：出现震颤，震颤幅度大于10 cm 唇/下颌震颤评估 0：正常：没有震颤 1：轻微：出现震颤，但摇晃幅度小于或等于1 cm 2：轻度：出现震颤，震颤幅度介于1～2 cm 3：中度：出现震颤，震颤幅度介于2～3 cm 4：重度：出现震颤，震颤幅度大于3 cm	右上 左上 右下 左下 唇/下颌

3.18 静止性震颤持续性
说明：本项目评分综合所有检查过程中出现的静止性震颤的持续性程度，本项目被特意地放在整个动作评估的最后，以允许评定者综合所有阶段的观察来评分。
0：正常：没有震颤
1：轻微：出现震颤，震颤出现的时间占所有检查时间的 25% 以下
2：轻度：出现震颤，震颤出现的时间占所有检查时间的 26%～50%
3：中度：出现震颤，震颤出现的时间占所有检查时间的 51%～75%
4：重度：出现震颤，震颤出现的时间占所有检查时间的 75% 以上

 注意事项

使用该量表需遵循以下原则。

（1）在表格的最上方标明患者是否正处于治疗帕金森病药物的作用时间中，若是有服用左旋多巴，请标明距离最后一次服用此药物的时间。

（2）若患者有接受治疗帕金森病的药物，请依据以下定义标明患者的临床功能状态："开"是指当患者接受药物并对药物治疗反应良好时的典型临床功能状态。"关"是指当患者即使接受药物也对药物治疗反应不佳时的典型临床功能状态。

（3）评定者应"根据所观察到的情况来评分"。若患者同时存在其他的医疗问题，如脑卒中、瘫痪、关节炎、骨折及骨科相关疾病（如人工髋关节或是膝关节置换及脊椎侧弯）等都会干扰动作功能检查的每一个项目。当出现绝对无法评估患者的情形时（如患者截肢、瘫痪或是肢体包扎石膏），请使用"UR"作为无法评估的标明。除此之外，请在患者同时存在其他疾病的情况下真实评估患者做每一动作的情况。

（4）所有的评估项目请以整数做分级评估（不要有 0.5 分或是空白）。

（5）个别的评定指南将列在每一检查项目之中，请遵循这些规则，评定者在向患者解说这些检查时应示范检查动作，并立即记录患者的动作功能分数。关于"静止性震颤"及"静止性震颤持续性"等两项评估（3.17及3.18）已被特意地挪到评估的最后，因为评估这两项所需的相关信息需要到整个检查结束后才能获得。

（6）在检查评估的最后，请指出检查过程中是否出现过"异动症"（舞蹈症或肌张力障碍），若是的话，请说明这些异动症状是否会干扰动作功能的检查。

参考文献

[1] FAHN S，ELTON R L. Unified Parkinsons Disease Rating Scale. //FAHN S，MARSDEN C D，GOLDSTEIN M，et al. Recent developments in Parkinsons disease，vol2. Florham Park，NJ： Macmillan Healthcare Information，1987：153-163.

[2] Movement Disorder Society Task Force on Rating Scales for Parkinson's Disease. The Unified Parkinson's Disease Rating Scale （UPDRS）：status and recommendations. Mov Disord，2003，18（7）：738-750.

[3] GOETZ C G，TILLEY B C，SHAFTMAN S R，et al. Movement Disorder Society-sponsored revision of the Unified Parkinson's Disease Rating Scale （MDS-UPDRS）：scale presentation and clinimetric testing results. Mov Disord，2008，23：2129-2170.

张美美